国家卫生和计划生育委员会"十三五"规划教材

全国高等学校配套教材

供本科护理学类专业用

儿童护理学实践与学习指导

主　编　范　玲

副主编　崔文香　陈　华　张　瑛

编　者　（按姓氏笔画排序）

王　聪（厦门医学院护理系）　　　　　　　　　　陈　华（北京大学护理学院）

牛　霞（安徽医科大学护理学院）　　　　　　　　范　玲（中国医科大学附属盛京医院）

吴心琦（哈尔滨医科大学附属第二医院）　　　　　贺琳晰（中国医科大学附属盛京医院）

吴丽芬（华中科技大学同济医学院附属协和医院）　倪志宏（石河子大学医学院护理系）

沙丽艳（大连医科大学附属第二医院）　　　　　　崔文香（延边大学护理学院）

张　瑛（长治医学院护理学院）　　　　　　　　　彭文涛（四川大学华西第二医院）

U0317274

人民卫生出版社

图书在版编目（CIP）数据

儿童护理学实践与学习指导 / 范玲主编 . —北京：人民卫生出版社，2017

ISBN 978-7-117-24906-5

Ⅰ. ①儿… Ⅱ. ①范… Ⅲ. ①儿科学 - 护理学 - 医学院校 - 教学参考资料 Ⅳ. ①R473.72

中国版本图书馆 CIP 数据核字（2017）第 184192 号

人卫智网	www.ipmph.com	医学教育、学术、考试、健康，购书智慧智能综合服务平台
人卫官网	www.pmph.com	人卫官方资讯发布平台

儿童护理学实践与学习指导

主　　编：范　玲

出版发行：人民卫生出版社（中继线 010-59780011）

地　　址：北京市朝阳区潘家园南里 19 号

邮　　编：100021

E - mail：pmph @ pmph.com

购书热线：010-59787592　010-59787584　010-65264830

印　　刷：三河市博文印刷有限公司

经　　销：新华书店

开　　本：850×1168　1/16　印张：8

字　　数：231 千字

版　　次：2017 年 8 月第 1 版　2017 年 8 月第 1 版第 1 次印刷

标准书号：ISBN 978-7-117-24906-5/R·24907

定　　价：20.00 元

打击盗版举报电话：010-59787491　E-mail：WQ @ pmph.com

（凡属印装质量问题请与本社市场营销中心联系退换）

前　言

　　本书是国家卫生和计划生育委员会"十三五"规划教材《儿童护理学》(第3版)的配套教材,供护理学类专业本科生使用,也可作为儿童护理学教师的教学参考书及护士执业资格考试的参考用书。

　　本书的编写坚持与《儿童护理学》(第3版)教材内容相吻合,再现了教材各章节的重点内容,同时又突出其实用性的原则,力求达到配套教材的参考功效。各章由学习要点、习题及习题答案三部分组成,使学生在系统、全面学习的基础上掌握学习重点,明确相关知识和技能要求。习题部分均为选择题,题型完全与护士执业资格考试接轨,力求较全面地覆盖各章节知识点,并突出重点和难点内容,最大程度地提高学习效率,培养学生的自学及分析理解能力,保证教学与实践应用的统一。

　　限于编者水平,书中难免有错误和不足之处,敬请广大师生予以批评指正。

2017 年 7 月

目　录

第一章
绪　论

第一部分　学　习　要　点

第一节　儿童护理学概述

儿童护理学的范畴　一切涉及儿童时期健康促进、卫生保健和疾病护理的问题都属于儿童护理学的范畴。我国卫生计生委规定,从出生至满 14 周岁的儿童为医院临床服务对象。而儿童护理学研究的对象范畴更广,是从新生儿期至青春期结束(18~20 周岁)。随着医学模式的转变,儿童护理学的范畴已变为"以儿童及其家庭为中心"的全方位整体护理;对所有儿童提供有关生长发育、疾病防治、健康保障和促进儿童身心健康的全面服务;由护理人员带动整个社会共同参与并承担儿童的预防保健及护理工作。

第二节　儿童年龄分期及各期特点

儿童年龄分期及各期特点

1. **新生儿期及其特点**　自出生后脐带结扎时起至生后 28 天止,称新生儿期。此期抵抗力较差,易发生低体温、黄疸、溶血、感染等健康问题。故此期应加强保暖、喂养及预防感染等护理措施。

2. **婴儿期及其特点**　从生后满 28 天到满 1 周岁之前为婴儿期,又称为乳儿期。此期是儿童出生后生长发育最快的时期,对营养素和能量的需要相对较多,易发生腹泻和营养缺乏。此期提倡母乳喂养和合理添加辅食,有计划地预防接种,并重视习惯的培养及智力的开发。

3. **幼儿期及其特点**　1 周岁以后至满 3 周岁之前称为幼儿期。此期儿童体格生长速度稍减慢,但活动范围增大,接触周围事物增多,智能发育较前突出,语言、思维和交往能力增强,自主性和独立性不断发展,此期应注意加强早期教育,培养良好的习惯和心理素质;同时应注意意外伤害和中毒的发生;合理喂养,防止营养缺乏和消化功能紊乱。

4. **学龄前期及其特点**　3 周岁以后至入小学前(6~7 周岁)称为学龄前期。此期儿童智能发育较快,并以旺盛的精力和强烈的好奇心为显著特征。此期儿童大多进入幼儿园接受学前教育,具有较强的可塑性。儿童在该期发展语言能力,扩展社会关系,建立自控感,逐渐开始认识独立性和依赖性的区别,因此要加强学前教育,培养良好的品德及生活和学习习惯;注意防止意外伤害,预防自身免疫性疾病。

5. **学龄期及其特点**　从入小学(6~7 周岁)起至青春期开始之前称学龄期。此期儿童的体格发育稳步增长,智能发育进一步成熟。此期儿童活动范围以更广阔的同龄人为主,是增长知识、接受科学文化教育的重要时期。但此期学习负担较重,故应注意生活的规律性,防止发生精神、情绪和行为等方面的问题。

6. 青春期及其特点 从第二性征出现至生殖功能基本发育成熟、身高停止增长的时期称青春期。此期以成熟的认知能力、自我认同感的建立以及同伴之间的相互影响为显著特征。此期性别差异显著,由于外界环境对其影响较大,常引起心理、行为等方面的不稳定。故应加强青春期教育和引导,建立健康的生活方式。

第三节 儿科护士的角色和素质要求

(一) 儿科护士的角色

1. 儿童的专业照护者
2. 护理计划者
3. 健康教育者
4. 健康协调者
5. 健康咨询者
6. 患儿及其家庭代言人
7. 护理研究者

(二) 儿科护士的素质要求

1. 具有高尚的思想道德品质。
2. 掌握精湛的业务技术和丰富的科学知识。
3. 具备良好的身体心理素质。

第四节 儿童护理相关的伦理与法律

(一) 儿童护理相关的伦理

伦理问题出现在道德冲突的过程中。护理道德的基本原则是自主原则、有利原则、无害原则、知情同意原则及公正原则。在儿科护理工作中,护理的对象是尚未独立的儿童,因此儿科领域的伦理问题显得更为复杂。如在实际工作中,因为护理对象是未成年的儿童,难以做到自主地做出决定,往往是由其家长代替做出决定,而使自主原则受到限制,对这些问题的抉择,对儿童而言本质上有可能是不合理的。儿科护士必须从伦理的角度为患儿考虑,当遇到伦理冲突时,儿科护士应明确自己的价值观念和判断标准,可依据的首要原则是对患儿有益且无害,同时应明确自己的责任首先是维护患儿的利益,其次是维护家庭的利益。

(二) 儿童护理相关的法律

儿科护士有法律上的责任,用应有的科学知识,使儿童得到最佳的生理和情绪上的照护。法律责任是法律为医护人员规定的责任。儿科护士应了解儿童与成人病人一样具有生命权、身体权、健康权、医疗权、疾病认知权、知情同意权、隐私权,儿童具有受法律保护的权益,儿科护士也有义务维护儿童的各项权益。

儿科护士在护理工作中应告知儿童与家长遵守医院的规定,在为患儿做各项护理操作时,应向患儿及家长解释操作的目的和意义,以便取得同意和合作,必要时让患儿家长签署知情同意书。从法律的角度考虑,护士在执业中应当正确执行医嘱,不得随意涂改或不执行医嘱,对有疑问的医嘱应进行核实后方可执行。如发现医嘱有明显错误可以拒绝执行,并及时告知医生。要慎重对待口头医嘱,除非抢救或紧急情况时,否则不执行口头医嘱。遇紧急情况应及时通知医生并配合抢救,医生不在场时,护士应当采取力所能及的急救措施。护士有承担预防保健工作、宣传防病治病知识、进行康复指导、开展健康教育、提供卫生咨询的义务。

第二部分　习　　题

【A1/A2 型题】

1. 儿童护理学的范畴包括
   A. 一切涉及儿童时期健康和卫生保健的问题
   B. 儿童护理研究对象是自新生儿至学龄期儿童
   C. 儿童护理的范畴为单纯对疾病的护理
   D. 儿童护理的范畴由医疗保健机构来承担任务
   E. 儿童护理服务对象为从出生至满 18 周岁的儿童

2. 下列关于儿童免疫特点描述**错误**的是
   A. 儿童的特异性免疫和非特异性免疫均不成熟
   B. 儿童易患感染性、传染性疾病
   C. 生后 12 个月内,很少感染麻疹
   D. 生后 6 个月内,可暂时形成被动免疫
   E. 被动免疫期间,儿童很少感染腺病毒性传染病

3. 生后 6 个月,婴儿患某些传染病的机会大大增加,其主要原因是
   A. 来自母体的 IgG 浓度下降,而自身合成 IgG 的能力又不足
   B. 来自母体的 IgM 浓度下降,而自身合成 IgM 的能力又不足
   C. 白细胞吞噬功能不足
   D. 来自母体的钙离子及其他微量元素储备不足
   E. 皮肤、黏膜娇嫩,屏障功能差

4. 下列哪项**不是**儿童年龄阶段的划分依据
   A. 身高和体重　　　　　　B. 生理特点　　　　　C. 病理特点
   D. 解剖特点　　　　　　　E. 发育规律

5. 儿童出生后生长发育最迅速的时期是
   A. 新生儿期　　　　　　　B. 婴儿期　　　　　　C. 幼儿期
   D. 学龄期　　　　　　　　E. 青春期

6. 关于幼儿期的划分,哪项是正确的
   A. 生后满 12~20 个月　　B. 生后满 12~24 个月　C. 生后满 12~30 个月
   D. 生后满 12~36 个月　　E. 生后满 12~48 个月

7. 以下哪项**不是**婴儿期的特点
   A. 出生后到满 1 周岁之前　　　　　B. 为儿童出生后生长发育最迅速的时期
   C. 抗病能力弱,易患传染病和感染性疾病　D. 需要摄入较多的热量和营养素
   E. 除生殖系统外其他器官的发育到本期末已接近成人水平

8. 儿童易发生意外伤害的时期是
   A. 新生儿期　　　　　　　B. 婴儿期　　　　　　C. 幼儿期
   D. 学龄期　　　　　　　　E. 青春期

9. 护士在护理婴儿时,哪项心理沟通方式适用于婴儿护理
   A. 因势利导　　　　　　　B. 多做游戏　　　　　C. 搂抱与抚摸
   D. 适时鼓励　　　　　　　E. 社会交流

10. 在人的一生中,生理心理发生巨大变化的时期是
    A. 学龄期　　　　　　　　　　　B. 学龄前期　　　　　C. 幼儿期

D. 青春期   E. 新生儿期

11. 关于学龄期儿童下列说法正确的是

    A. 从入小学(6~7岁)起至14周岁

    B. 此期为儿童生长发育最快的时间

    C. 此期除生殖系统外,其他系统器官发育到该期末已接近成人水平

    D. 此期儿童抵抗力差,生理调节和适应能力尚未成熟

    E. 此期儿童不仅发病率高,死亡率也高

12. 有关青春期的说法以下**错误**的是

    A. 从第二性征出现到生殖功能基本发育成熟,身高停止增长的时期

    B. 男孩从13~14岁开始到18~20岁

    C. 女孩从11~12岁开始到18~20岁

    D. 个体差异较大

    E. 有种族差异

13. 园园,女,3岁,父母到儿童保健门诊咨询,根据儿童年龄期特点分析,护士向其父母做的保幼指导应强调

    A. 鼓励儿童拿杯子喝水   B. 室内相对湿度为55%~65%

    C. 保证睡眠8小时   D. 预防溢乳所致窒息

    E. 训练定时排便

14. 强强,男,2周岁,每日早晚进食奶粉各一次,身高90cm,可用简单语言表达自己的需求,下列对该儿童描述**错误**的是

    A. 其为乳儿期   B. 该期儿童体格生长速度稍减慢

    C. 该期儿童智能发育较前突出   D. 家长应注意对该期儿童的早期教育

    E. 该期儿童乳牙逐渐出齐

15. 患儿,男,7个月,以"腹泻三天"为代主诉入院,患儿三天前出现腹泻,每日排黄色稀糊便10余次,下列关于该患儿叙述**错误**的是

    A. 该患儿正处在婴儿期

    B. 此期儿童自身免疫功能未成熟,易患感染性疾病

    C. 此期儿童生长迅速,对营养素和能量需要相对较多

    D. 此期儿童提倡母乳喂养和合理添加辅食

    E. 此期儿童消化吸收功能完善,应以辅食替代母乳

16. 关于儿科护士角色描述正确的是

    A. 儿童的专业照护者   B. 护理计划者   C. 健康教育者

    D. 健康协调者   E. 以上都是

【A3/A4 型题】

(17~21 题共用题干)

患儿,男,3岁,以"发热伴咳嗽3天,呼吸困难6小时"为主诉入院,查体:T 39.2℃,HR 140次/分,R 40次/分,鼻扇及三凹征(+),SpO_2 85%,颜面及口唇发绀。于输液过程中突发抽搐,持续数秒,按压人中缓解。

17. 该患儿按年龄分期为

    A. 新生儿期   B. 婴儿期   C. 幼儿期

D. 学龄前期　　　　　　　　　E. 学龄期

18. 根据儿童护理的特殊性,护理评估方面描述**错误**的是
    A. 儿童年幼,不能主动陈述病情,病情信息可靠性降低
    B. 儿童年幼,可由家长或其他监护人代诉
    C. 因年龄差别大不相同,护理评估难度较大
    D. 护士的护理评估主要依据家长陈述病史
    E. 护士的护理评估除询问家属病史外,还应严密观察病情并辅以必要的体格检查

19. 下列关于护士病情观察方面,描述**错误**的是
    A. 儿童不能及时表达自己的痛苦,病情变化大多依靠护士观察
    B. 患儿病情变化迅速,处理不及时易恶化,甚至死亡
    C. 儿科护士病情观察要认真、细致
    D. 儿科护士主要向患儿家属了解患儿病情变化
    E. 儿科护士要有丰富的临床实践经验和敏锐的观察力来进行病情观察

20. 针对患儿,护士应主要对该儿哪些方面进行病情观察
    A. 体温,呼吸,脉搏,血压,腹胀,排便情况
    B. 体温,呼吸,神志,瞳孔,抽搐的表现及持续时间
    C. 体温,呼吸,神志,脉搏,血氧饱和度,四肢末梢温度,血压
    D. 体温,呼吸,血压,脉搏,抽搐的表现和持续时间
    E. 体温,呼吸,血氧饱和度,脉搏,瞳孔,四肢末梢温度

21. 根据儿童病理预后特点,下列说法**错误**的是
    A. 儿童患病时起病急,病情变化快
    B. 病情转归从正面而言,如诊治及时、有效、护理恰当,疾病往往迅速好转
    C. 病情转归从正面而言,儿童修复和再生功能旺盛,后遗症一般较成人少
    D. 病情转归从负面而言,儿童病情危重可能在未见明显临床症状时即发生猝死
    E. 儿童患病较常见,无需做好随时抢救准备

【B 型题】
(22~25 题共用备选答案)
    A. 新生儿期　　　　　　B. 婴儿期　　　　　　C. 幼儿期
    D. 学龄前期　　　　　　E. 学龄期

22. 易发生低体温、黄疸、溶血、感染等健康问题的时期是

23. 除生殖系统外,其他系统器官发育已接近成人水平的时期是

24. 以旺盛的精力和强烈的好奇心为显著特征的时期是

25. 出生后生长发育最快的时期是

第三部分　习　题　答　案

1. A　　2. C　　3. A　　4. A　　5. B　　6. D　　7. E　　8. C　　9. C　　10. D

11. C　　12. C　　13. A　　14. A　　15. E　　16. E　　17. C　　18. D　　19. D　　20. B

21. E　　22. A　　23. E　　24. D　　25. B

(范　玲)

2 第二章 生长发育

第一部分 学习要点

第一节 生长发育概述

（一）生长发育的概念

1. 生长 是指随着儿童年龄的增长，身体和各器官、系统的长大，可用相应的测量值来表示生长的量的变化，也就是说生长主要以形态的变化来体现。

2. 发育 是指细胞、组织、器官功能的成熟和机体能力的演进，表示质的方面的变化。

（二）生长发育的规律

1. 生长发育的连续性和阶段性 整个儿童时期生长发育是一个连续性的过程，但各年龄阶段生长发育并非等速进行，具有阶段性。

2. 各系统器官发育的不平衡性 神经系统发育领先；生殖系统发育较晚；淋巴系统则先快而后回缩；皮下脂肪的发育年幼时较发达；肌肉组织的发育到学龄期才加速。

3. 生长发育的顺序性 一般生长发育遵循由上到下、由近到远、由粗到细、由低级到高级、由简单到复杂的顺序规律。

4. 生长发育的个体差异。

（三）影响生长发育的因素

遗传特性和环境影响是确定儿童生长发育进程的两个最基本因素。遗传因素包括种族、性别、父母双方的遗传特点以及遗传性疾病等；环境因素包括营养、孕母因素、家庭经济、社会与文化背景、疾病等因素。

第二节 儿童生长和发育

（一）儿童体格生长和发育

1. **体重**

（1）体重是各器官、组织和体液的总重量，是代表体格生长、营养情况的重要指标，也是临床计算药量、输液量的重要依据。

（2）男婴新生儿出生体重平均为(3.4±0.4)kg，女婴为(3.2±0.4)kg。生后 3 个月体重约等于出生体重的 2 倍，生后 1 年婴儿体重约为出生体重的 3 倍，2 岁时体重约为出生体重的 4 倍。

（3）生后第 1 周，由于摄入不足、水分丢失以及排除胎便，婴儿体重可暂时性下降3%~9%，在生后3~4 日后达到最低点，以后逐渐回升，常于第 7~10 日恢复到出生的水平，这一过程称为生理性体重下降。

（4）体重的估算公式：2~12 岁体重（kg）= 年龄 ×2（kg）+8（kg）。

2. 身高

(1) 身高指从头顶至足底的全身长度,代表头部、脊柱和下肢的长度。

(2) 生后第一年是身高增长最快的时期,出生时婴儿平均身长为50cm,6个月时达65cm,1周岁时75cm,2岁时身长85cm。

(3) 身高的估算公式:2~12岁身高(cm)= 年龄×7(cm)+75(cm)。

(4) 有时临床上需要分别测量上部量(从头顶至耻骨联合上缘)和下部量(从耻骨联合上缘至足底)。新生儿上部量与下部量的比例为60%:40%,中点在脐以上。12岁时上、下部量相等,中点在耻骨联合上缘。

3. 坐高　坐高指从头顶至坐骨结节的长度,代表头颅和脊柱的发育情况。出生时坐高为身高的66%,4岁时坐高为身长的60%,6~7岁时小于60%。

4. 头围　头围指经眉弓上方、枕后结节绕头一周的长度。头围的增长与脑和颅骨的发育有关。出生时婴儿的头围平均为32~34cm,6个月44cm,1岁46cm,2岁48cm。头围过小常提示脑发育不良,头围增长过快往往提示脑积水。

5. 胸围　胸围反映胸廓、胸背肌肉、皮下脂肪及肺的发育程度。出生时平均为32cm,较头围小1~2cm,1岁时胸围与头围大致相等,1岁以后胸围超过头围,其差数(cm)约等于其岁数减1。

6. 骨骼的发育

(1) 颅骨的发育:前囟出生时1.5~2cm(对边中点连线长度),至1~1岁半闭合。前囟早闭或过小见于小头畸形,晚闭或过大见于佝偻病、先天性甲状腺功能减低症。前囟饱满反映颅内压增高,见于脑积水患儿。前囟凹陷见于脱水或极度消瘦患儿。

(2) 脊柱的发育:婴儿3个月左右抬头动作的发育出现颈椎前凸,6个月后会坐时呈胸椎后凸,1岁能行走时出现腰椎前凸,6~7岁这些弯曲为韧带所固定。

7. 牙齿的发育　乳牙共20个,一般6个月起(4~10个月)开始出乳牙,12个月仍未萌出者为出牙延迟。全部乳牙2~2.5岁半出齐。2岁以内乳牙数约等于月龄减4~6。6岁左右开始出恒牙即第1磨牙,7~8岁之后乳牙按萌出顺序逐个脱落换之以恒牙。18岁以后出第3磨牙(智齿),恒牙一般20~30岁出齐,共32个。

8. 生殖系统的发育　青春期的开始和持续时间受各种因素的影响,个体差异较大。女孩在8岁之前,男孩在10岁之前出现第二性征,称为性早熟。女孩在14岁以后,男孩在16岁以后无第二性征出现,称为性发育延迟。

(二)儿童神经心理行为的发育

1. 神经系统发育

(1) 脑的发育:在胚胎时期神经系统首先形成,脑的发育最为迅速。出生时神经细胞数目已与成人相同。3岁时神经细胞基本分化完成,神经纤维到4岁时才完成髓鞘化。生长时期的脑组织耗氧较大,儿童脑耗氧量在基础代谢状态下占总耗氧量的50%,因此缺氧对儿童脑的损害更为严重。

(2) 脊髓的发育:胎儿时脊髓下端达第2腰椎下缘,4岁时下端上移至第1腰椎。作腰椎穿刺时应注意此发育特点。

2. 感知觉发育

(1) 视觉发育:新生儿已有视觉感应功能,瞳孔有对光反射。新生儿的视觉不敏锐,仅在15~20cm内视觉清晰,6岁以后视深度充分发育,视力才达1.0。

(2) 听觉发育:新生儿出生数天后,听力已相当良好;4岁听觉发育完善。听感知发育与儿童智能和社交能力发育有关,因此新生儿的听力筛查至关重要。

(3) 嗅觉和味觉发育:新生儿的嗅觉和味觉出生时已经发育成熟,3~4个月时能区别愉快和不愉快的气味,4~5个月的婴儿对食物味道的微小改变很敏感,是味觉发育的关键期,故应合理添加各类辅食。

(4) 皮肤感觉发育:新生儿的触觉高度敏感,尤其是眼、口周和四肢末梢等部位;痛觉出生时已存在,但不敏感;温度觉也很灵敏,对冷刺激比热刺激更敏锐。

3. 运动功能的发育

(1) 大动作发育过程可归纳为"二抬四翻六会坐,七滚八爬周会走"(数字代表月龄)。运动发育遵循自上而下,由近及远,由不协调到协调的规律。

(2) 精细动作主要指手指的精细运动。新生儿两手紧握,2个月时逐渐放松,3~4个月时握持反射消失,开始有意识的取物。6~7个月时能够手掌取物,出现换手和捏敲等探索性的动作;9~10个月时能够用拇指和示指取物;3岁时在别人帮助下穿衣服,临摹简单图形。

4. 语言的发育

(1) 发音阶段(出生~1岁):即语言的准备阶段。婴儿1~2个月开始发喉音,2个月发"啊""咿""呜"等元音,6个月出现辅音,8~9个月喜欢模仿成人练习发音。

(2) 理解语言阶段(1~1岁半):儿童逐步理解一些日常用品,如"奶瓶""电灯"等名称。10个月有意识叫"爸爸""妈妈"。

(3) 表达语言阶段(1岁半~3岁):一般一岁左右开始说单个词组,后组成句子;先会用名词,后会用代名词、动词、形容词、介词等;从讲简单句到复杂句。

5. 心理活动的发展

(1) 注意力与记忆力的发展:婴儿时期以无意注意为主,3个月开始能短暂地集中注意人脸和声音。5~6岁后才能较好地控制其注意力,但集中时间约15分钟。记忆是一个复杂的心理活动过程。5~6个月的婴儿能再认母亲和其他亲近的人,但不能重现,1岁以后才有重现。

(2) 认知能力的发展:儿童1~2岁时想象处于萌芽状态,3岁后想象力逐渐发展,但内容多不完整,学龄前期和学龄期是想象迅速发展的时期。

(3) 情绪和情感的发展:新生儿表现出不安,哭脸及啼哭等消极情绪,2个月时积极情绪增多,6个月后能辨认陌生人时,明显地表现出对母亲的依恋以及分离性焦虑情绪。2岁开始,儿童的情感表现日渐丰富和复杂;学龄前期儿童已能有意识地控制自己情感的外部表现,如故意不哭等。

6. 游戏的发展

(1) 各年龄阶段游戏的发展特点:婴儿期为单独性游戏,幼儿期为平行性游戏,学龄前期为联合性游戏,学龄期为合作性游戏,青春期女孩可能对社交性活动发生兴趣,男孩子则通常对运动中的竞争和求胜有兴趣。

(2) 游戏的功能:游戏的价值与功能包括促进儿童的感觉运动发展,智力发展,社会化,创造性,自我认同和道德发展,并且具有重要的治疗性作用。

(三) 儿童发展理论

1. 弗洛伊德精神心理发育理论

(1) 口唇期(出生~1岁):婴儿期所有的愉悦质感都来自口唇的活动。

(2) 肛门期(1~3岁):随着肛门括约肌的发育和排便控制能力的形成,幼儿的愉悦的中心转移到肛门。

(3) 性蕾期(3~6岁):这段时期儿童对性器官开始发生兴趣,他们已经察觉性别的差异。女孩开始更加偏爱父亲,男孩则容易产生恋母情结。

(4) 潜伏期(6~12岁):此期儿童早期的性冲动被压抑到潜意识的领域,他们的精力更多的投放在知识的获取和玩耍当中,愉悦感来自于对外界环境的体验。

(5) 生殖期(12岁以上):儿童生殖系统开始成熟,性激素开始分泌,生殖器官成为主要关注的中心和愉悦的源泉。

2. 皮亚杰的儿童认知发展理论

(1) 感觉运动期(0~2岁):出生至2岁儿童通过与周围事物的感觉运动性接触,如吸吮、咬、抓握、触摸、敲打等行动来认识世界。12 个月时儿童已有客体永存的概念,即意识到客观物体是永远存在的而不会神秘地消失。

(2) 运筹前期(2~7 岁):2 岁至 7 岁儿童开始使用语言等符号记忆和储存信息,但还不具备逻辑思维能力。此期儿童思维的特点是自我为中心,即以自己的角度去考虑和看待事物,不能理解他人的观点。4~7 岁儿童虽已掌握了较丰富的概念,但对事物的感知仍限于具体。

(3) 具体运筹期(7~11 岁):学龄期儿童能够用一个法则解决相同类型的问题。但是仍以具体形象思维形式为主,尚不能演绎推理。开始建立重量、质量、数、时间、容积等概念。

(4) 形式运筹期(12 岁以上):青少年逐渐学会综合、分析、分类、比较等思维方法,他们不仅思考具体的(现存的),也能思考抽象的(可能发生的)事物,能够运用科学的论据来思考不同的解决方法,并推断预期结果。

3. 爱瑞克森的心理社会发展理论

(1) 信任 - 不信任期(婴儿期):信任感是发展健全人格最初而且最重要的因素,人生第一年的发展任务是与照顾者(父母)建立起信任感,学习爱与被爱。护理此期儿童时,应注意及时满足婴儿的各种需求。对于长期住院的婴儿,应鼓励家长多参与护理活动。

(2) 自主 - 羞愧或疑虑期(幼儿期):此期儿童要独立完成每一件事,他们还反复说"我"、"我的"表示自我中心之感,爱用"不"表示自主性。护理此期儿童时,应为儿童提供自己做决定的机会并对其能力加以赞赏,而不要评价其所做的决定是否正确。

(3) 主动 - 内疚期(学龄前期):此期儿童活动能力加强,有无穷无尽的好奇心去探索未知事物。这一时期儿童的心理社会发展取决于父母对孩子这些自创活动的反应。护理此期儿童时,只要对儿童有益的主动行为加以赞扬,就能帮助儿童顺利通过此阶段。

(4) 勤奋 - 自卑期(学龄期):此期是成长过程中的一个决定性阶段。儿童迫切地学习文化知识和各种技能,强烈追求如何将事情做得完美。护理此期儿童时,护士应帮助患儿在住院期间继续完成学习任务,鼓励他们把业余爱好带到医院,帮助儿童适应医院的限制性环境。

(5) 自我认同 - 角色紊乱期(青春期):此期青少年极为专注于别人对自己的看法,并与自我概念相比较。护理青少年时,必须多创造机会让他们参与讨论所关心的问题,在他们做某些决定时给予支持和赞赏。注意帮助他们保持良好的自身形象,尊重他们的隐私。

4. 科尔伯格的道德发展理论

(1) 第一水平——前习俗道德(2~7 岁):第一阶段(2~3 岁),惩罚 - 顺从导向阶段;第二阶段(4~7 岁),相对功利导向阶段。

(2) 第二水平——习俗道德(7~12 岁):第三阶段(7~10 岁),好孩子导向阶段;第四阶段(10~12 岁),社会秩序导向阶段。

(3) 第三水平——后习俗道德(12 岁以上):第五阶段,社会契约导向期;第六阶段,普遍道德原则导向期。

(四) 儿童发展中的常见问题

1. 体格生长偏离

(1) 体重过重:指体重大于同龄儿童组体重中位数加 2 个标准差,或第 97 百分位以上者。

(2) 低体重:指体重大于同龄儿童组体重中位数减 2 个标准差,或第 3 百分位以下者。

(3) 身高过高:指身高(长)的发育大于同年龄儿童组中位数加 2 个标准差,或第 97 百分位以上者。

(4) 身材矮小:指身高(长)的发育小于同年龄儿童组中位数减 2 个标准差,或第 3 百分位以下者。

2. 心理行为异常

(1) 屏气发作:是一种在婴幼儿时较多见的发作性神经官能症,以呼吸暂停为主要特点。最多见于 1 岁以内的儿童,5 岁前会逐渐自然消失。屏气发作一般无需治疗,但发作频繁,出现抽搐,持续时间长时,应给予吸氧。治疗的重点在于预防发作,关键在于家长对儿童的正确教养。

(2) 吮拇指癖和咬指甲癖:是因为情绪紧张、情感需求得不到满足而形成的,一般随着年龄增大,这些行为会逐渐消失。预防和纠正吮拇指癖和咬指甲的行为需要指导家长要多关爱儿童,培养儿童对外界事物的兴趣,来转移其对手指的注意力,鼓励儿童建立改掉不良习惯的信心,切忌打骂讽刺等做法。

(3) 儿童习惯性交叉擦腿:是儿童通过摩擦引起兴奋的一种行为障碍。这种情况多在儿童入睡或刚醒时进行,持续数分钟。对这种孩子首先应加以诱导,转移其注意力到其他方面,不可用惩罚、责骂、讥笑等手段。其次应注意外生殖器的清洁;鼓励儿童参加各种游戏和活动,使其生活轻松愉快。多数儿童随年龄增长会自行缓解。

(4) 遗尿症:指儿童 5 岁以后仍然发生不随意排尿。原发性遗尿症多因控制排尿的能力迟滞所致而无器质性病变,多半有家族史。各种生活紧张事件,白天玩得过分疲劳,受到惊吓及临睡前的过分兴奋等也会诱发遗尿。原发性遗尿症的治疗需要家长和儿童的合作,坚持训练,综合治疗。首先应建立合理生活制度,避免白天过度疲劳和临睡前的过度兴奋。家长可对儿童夜间定时唤醒,也可在行为医师指导下作膀胱扩张式训练,药物应用时要谨慎,中医针灸对部分患儿有一定效果。

第三节　儿童的健康评估

(一) 健康史收集

1. 一般情况　包括姓名(包括小名)、性别、年龄、出生年月日、种族、入院日期、病历陈述者等项。

2. 主诉　即促使家长带儿童来院就诊的主要原因(症状)及其经过。

3. 现病史　即此次患病的详细情况,包括发病时间、主要症状、病情发展、严重程度,以及接受过何种处理等。

4. 既往健康状况　包括出生史、喂养史、生长发育史、既往健康史、日常活动情况、家族史等。

5. 心理-社会状况。

(二) 身体评估

1. 体格检查的原则　体格检查的房间应光线充足,温度适中;检查者应态度和蔼;根据患儿年龄采取适当的检查体位;检查中应减少不良刺激;检查顺序应视儿童病情和当时情绪灵活掌握。

2. 体格检查的内容

(1) 一般状况:观察儿童的发育和营养状况、精神状态、面部表情、体位、行走姿势、语言应答、活动能力、对周围事物的反应等。

(2) 一般测量

1) 体温测量:普遍使用的为腋温测量,正常值为 36~37℃,将体温表置于腋窝处夹紧上臂至少5 分钟后读数。

2) 呼吸、脉搏测量:尽可能在儿童安静时测量,因儿童呼吸和脉搏波动较大,测量时间应为1 分钟。

3) 血压:袖带宽度应为上臂长度的 2/3,新生儿和小婴儿可用多普勒超声诊断仪或心电监护仪测定。收缩压(mmHg)=80+(年龄 ×2),舒张压为收缩压的 2/3。

4) 体重:称量体重应在一日的同一时间(最好早餐前),采用同一称量工具进行称重。小婴儿需裸体或只戴尿布,大婴儿应脱鞋,只穿内衣裤。称量结果小婴儿精确读数至 10g,大的儿童读数至 100g。

5) 身高(长):3 岁以下儿童采用量板卧位测量身长。3 岁以后儿童可直立测量身高。记录至小数点后一位数。

6) 头围:2 岁以前测量最有价值。测量者用软尺沿眉弓上缘沿枕骨结节最高点绕头一周的长度,读数记录至小数点后一位数。

7）胸围、腹围:胸围测量是沿乳头下缘水平绕胸一周的长度;腹围是平脐水平绕腹一周的长度。

（3）系统检查:包括皮肤、淋巴结、头面部、胸部、腹部、脊柱四肢以及神经系统的检查等,应注意不同年龄段儿童的特点。

（三）发育评估

1. 生长发育的评估

（1）均值离差法:适用于正态分布的情况。均值加减两个标准差(含95.4%的受检总体)的范围被认为是正常范围。

（2）中位数百分位法:适用于正态和非正态分布。一般第3~97百分位(含95%的受检总体)范围内被认为是正常范围。

（3）生长曲线评价法:将各项体格生长指标按照不同性别和年龄画成曲线图,对个体儿童从出生开始至青春期进行全程监测。

2. 神经-心理发育的评估

（1）筛查性测验:包括丹佛发育筛查实验(DDST)、绘人实验和图片词汇测验,筛查性测验异常者再进行诊断性测验。

（2）诊断性测验:包括 Bayley 婴儿发育量表、Gesell 发育量表(GDS)、Standford-Binet 智能量表和 Wechsler 儿童智能量表。

（四）家庭评估

家庭评估内容包括家庭环境、家庭成员组成、家庭经济状况、家庭功能、生活方式和文化宗教信仰等。评估方法包括家庭功能评估和家庭圈评估等。

（五）营养评估

营养评估包括膳食调查、体格检查和实验室检查。营养调查了解儿童通过摄入各种食物能获得多少能量和营养素,体格检查可了解当前儿童身体的营养状况,实验室检查测定儿童体液、排泄物中各种营养素或其代谢产物的水平,可了解各种营养素在体内被吸收利用的情况。

第二部分 习 题

【A1/A2 型题】

1. 与儿童生长发育描述**不符**的是
   - A. 生长发育是连续的过程
   - B. 儿童神经系统发育相对较晚
   - C. 儿童动作发育是从上到下
   - D. 有个体差异
   - E. 儿童出生前半年生长发育速度最快

2. 儿童前囟门闭合时间是
   - A. 10~12 个月
   - B. 12~15 个月
   - C. 15~18 个月
   - D. 12~18 个月
   - E. 18~24 个月

3. 10 个月儿童的体重按公式推算应是
   - A. 9kg
   - B. 8.8kg
   - C. 7.6kg
   - D. 7kg
   - E. 6.5kg

4. 儿童能爬台阶,拖着玩具转,会自己进食,最可能的月龄是
   - A. 10 个月
   - B. 12 个月
   - C. 15 个月
   - D. 18 个月
   - E. 20 个月

5. 婴儿能够有意识的叫出"爸爸""妈妈"的月份是
   - A. 2 个月
   - B. 6 个月
   - C. 8 个月

D. 10 个月   E. 12 个月

6. 最能反映儿童体格发育尤其是营养状况的重要指标是
   A. 身长   B. 体重   C. 头围
   D. 胸围   E. 牙齿

7. 儿童生长发育正常,体重 12kg,身长 85cm,头围 47cm,胸围 49cm,其大致年龄应是
   A. 10 个月   B. 12 个月   C. 一岁半
   D. 2 岁   E. 两岁半

8. 乳牙出齐的正常年龄为
   A. 1 岁   B. 1~1.5 岁   C. 1.5 岁
   D. 1.5~2 岁   E. 2~2.5 岁

9. 儿童出生时体重为 3.0kg,生后生长发育正常,8 个月的体重应为
   A. 6.5kg   B. 7.0kg   C. 7.5kg
   D. 8.0kg   E. 8.5kg

10. 因个体差异,儿童体重可波动在多少范围内为正常体重
    A. 5%   B. 10%   C. 15%
    D. 20%   E. 25%

11. 根据儿童运动功能发育的规律,正常儿童开始会爬的年龄是
    A. 3~4 个月   B. 5~6 个月   C. 6~7 个月
    D. 8~9 个月   E. 10~11 个月

12. 关于儿童各期身长的指标,下列选项**错误**的是
    A. 出生时平均为 50cm   B. 1 岁内前半年平均每月增长 1.5cm
    C. 1 周岁时约为 75cm   D. 2 周岁时约为 85cm
    E. 2 岁以后平均每年增长 5~7.5cm

13. 儿童头围与胸围值两者相等的年龄是
    A. 6 个月   B. 8 个月   C. 10 个月
    D. 12 个月   E. 18 个月

14. 在儿童各系统的发育中,下列哪个系统的发育先快后慢
    A. 生殖系统   B. 神经系统   C. 体格发育
    D. 淋巴系统   E. 以上均是

15. 4 个月婴儿,来儿科保健门诊检查,下列哪项情况认为发育异常
    A. 乳牙未萌生   B. 后囟已闭合   C. 头尚不能抬起
    D. 不能伸手取物   E. 前囟未闭 1.5~2.0cm

16. 一个 14 个月的健康儿童来医院检查出牙情况,其正常出牙数应是
    A. 2~4 颗   B. 4~6 颗   C. 6~8 颗
    D. 8~10 颗   E. 10~12 颗

17. 某健康儿童体重 6.5kg,前囟 1cm,出牙 1 个,能喃喃发音及伸手取物,不会爬,最可能的月龄是
    A. 3 个月   B. 5 个月   C. 7 个月
    D. 9 个月   E. 12 个月

18. 依据爱瑞克森的理论,青春期的心理 - 社会发展任务是
    A. 信任感   B. 自主感   C. 主动感
    D. 勤奋感   E. 角色认同

19. 儿童上部量等于下部量的年龄是
    A. 新生儿
    B. 1 岁
    C. 2 岁
    D. 6 岁
    E. 12 岁

20. 无条件测量身高体重时,普查 5 岁以下的儿童的营养状况可以测量
    A. 头围
    B. 坐高
    C. 上臂围
    D. 腹围
    E. 胸围

21. 脊柱出现腰椎前凸的时间是
    A. 出生时
    B. 3 个月
    C. 6 个月
    D. 9 个月
    E. 12 个月

22. 5 岁儿童生长发育正常,身高 103cm,体重 18kg,牙齿 20 枚,其发育状况为
    A. 肥胖
    B. 发育迟缓
    C. 营养不良
    D. 身材高大
    E. 在正常范围内

23. 新生儿视觉的清晰范围为
    A. 5~10cm
    B. 10~15cm
    C. 15~20cm
    D. 20~30cm
    E. 30~60cm

24. 婴儿对食物味道非常敏感,适宜添加辅食的时期是
    A. 1~2 个月
    B. 2~3 个月
    C. 3~4 个月
    D. 4~5 个月
    E. 5~6 个月

25. 根据 Erikson 的心理 - 社会发展理论,在儿童成长过程中形成勤奋性格的关键阶段是
    A. 婴儿期
    B. 幼儿期
    C. 学龄前期
    D. 学龄期
    E. 青春期

26. 儿童希望自己是他人眼中的好孩子,此时他处于道德发展的哪一阶段
    A. 前习俗道德水平第一阶段
    B. 前习俗道德水平第二阶段
    C. 习俗道德水平第三阶段
    D. 习俗道德水平第四阶段
    E. 后习俗道德水平

【A3/A4 型题】

(27~32 题共用题干)

健康男婴,出生体重为 3.5kg、身长为 50cm、头围 34cm,现在年龄为 6 个月,来医院做健康体检。

27. 估计该婴儿的体重应当为
    A. 5.5kg
    B. 6.0kg
    C. 6.6kg
    D. 7.0kg
    E. 7.7kg

28. 预计该婴儿的身长应当为
    A. 55cm
    B. 65cm
    C. 75cm
    D. 85cm
    E. 112cm

29. 预计该婴儿的头围应当为
    A. 58cm
    B. 50cm
    C. 48cm
    D. 44cm
    E. 34cm

30. 预计该婴儿可以完成的动作是
    A. 会坐
    B. 会滚
    C. 会爬
    D. 会站
    E. 会走

31. 目前该婴儿处于语言准备阶段,预计他刚刚能够
    A. 发出"奶瓶"、"杯子"的音节
    B. 发出元音
    C. 发出辅音

D. 发出喉音   E. 用哭叫表达意思

32. 在感知觉发育上,预计该婴儿可以

    A. 视力达到 0.5   B. 能够注视 3 米远的小玩具

    C. 能够区别语义   D. 可以区别父母声音

    E. 具有空间知觉

(33~35 题共用题干)

某 5 岁男儿,其体重 18kg,身高 100cm,智能发育正常,现在幼儿园大班学习。

33. 下列选项与儿童生长发育**不符**的是

    A. 儿童好奇好问,求知欲强   B. 会穿鞋   C. 能唱儿歌

    D. 喜模仿   E. 会四则运算

34. 此期儿童开始增多的疾病是

    A. 婴幼儿腹泻   B. 肺炎   C. 佝偻病

    D. 急性肾炎   E. 骨折

35. 此期儿童心理发育特征是

    A. 依赖性强   B. 自主性明显   C. 有进取精神

    D. 自我认同意识强   E. 有自卑感

【B 型题】

(36~40 题共用备选答案)

    A. 3~4 个月   B. 4~5 个月   C. 1~2 岁

    D. 2~3 岁   E. 4~5 岁

36. 开始有时间概念的年龄是

37. 儿童通过皮肤与手眼活动区分物体的大小、软硬等的年龄是

38. 能听懂简单的吩咐的年龄是

39. 对食物味道的变化很敏感的年龄是

40. 开始认母亲,会表示喜悦的年龄是

第三部分　习题答案

  1. B   2. D   3. B   4. D   5. D   6. B   7. D   8. E   9. D   10. B

11. D 12. B 13. D 14. B 15. B 16. D 17. B 18. E 19. E 20. C

21. E 22. E 23. C 24. D 25. D 26. B 27. E 28. B 29. D 30. A

31. C 32. D 33. E 34. D 35. B 36. E 37. D 38. C 39. B 40. B

(陈　华)

第三章
儿童及其家庭的健康促进

第一部分 学 习 要 点

第一节 新生儿及其家庭健康促进

（一）家庭访视

1. 社区卫生服务中心的妇幼保健人员在新生儿期一般家访 2~3 次。

2. 访视内容包括询问新生儿出生情况、出生后生活状态、预防接种、喂养与护理等情况；观察居住环境；体格检查；指导与咨询。

（二）合理喂养

1. 鼓励和支持母乳喂养，宣传母乳喂养的优点，教授哺乳的方法和技巧，并指导母亲观察乳汁分泌是否充足，新生儿吸吮是否有力。

2. 母乳充足，新生儿哺乳后安静入睡，大小便正常，体重正常增长；母亲可有乳房胀痛或乳汁溢出浸湿胸前衣服等现象。

3. 食后右侧卧位，床头略抬高，避免溢奶引起窒息；注意部分药物可通过乳汁分泌，如氨基糖苷类、异烟肼、氯霉素等，故乳母应在医师指导下用药。

（三）保暖

1. 新生儿房间应阳光充足，通风良好，家庭室内温度保持在 22~24℃，相对湿度 55%。

2. 访视时应指导家长正确使用热水袋或代用品保暖，防止烫伤。

（四）日常护理

1. 新生儿皮肤新陈代谢旺盛，应每日沐浴，水温以略高于体温为宜，可用中性的婴儿沐浴露或肥皂。

2. 新生儿脐带未脱落前要注意保持局部清洁干燥；尿布以白色为宜，且应勤换勤洗，以防尿布性皮炎。

3. 新生儿包裹不宜过紧，应保证新生儿活动自如及双下肢屈曲（此状态利于髋关节的发育）。存放新生儿衣物的衣柜不宜放置樟脑丸，以免引发新生儿溶血。

（五）预防疾病和意外

1. 定时开窗通风，保持室内空气清新。

2. 新生儿有专用用具，食具用后要消毒，保持衣服、被褥和尿布清洁干燥。

3. 按时接种卡介苗和乙肝疫苗，新生儿出生两周后应遵医嘱口服维生素 D，以预防佝偻病的发生。

（六）早期教养

1. 鼓励家长与新生儿进行眼与眼交流、皮肤与皮肤接触，促进父母与新生儿的情感连接以及其感知觉发育。

2. 父母对新生儿说话和唱歌等,可促进新生儿的智力发育。

第二节　婴儿及其家庭的健康促进

(一) 婴儿期的家庭健康促进措施

1. 喂养与营养
- (1) 制订喂养计划
- (2) 按需母乳喂养
- (3) 6 个月后有序添加辅食

2. 断奶
- (1) 添加辅食后,慢慢减少哺乳次数
- (2) 一般于生后 10~12 个月完全断奶
- (3) 渐进式断奶,以春、秋季为宜

3. 生活护理
- (1) 沐浴、抚触
- (2) 睡眠、活动
- (3) 牙齿
- (4) 更换尿布

4. 增进亲子依恋　婴儿与父母的关系建立在互动基础上。

5. 促进社会化发展　婴儿与父母之间的互动关系对其社会化发展起着主要作用。

6. 预防感染与疾病　必须切实按照计划免疫程序,完成预防接种的基础免疫,预防急性传染病的发生,降低婴儿死亡率。

(二) 婴儿期常见的意外伤害类型及预防措施

1. 窒息的预防
- (1) 保证婴儿在家长视线范围内、远离危险物品
- (2) 喂奶时应抱起,进餐时成人勿惊吓、逗乐、责骂
- (3) 禁止喂食硬糖,有皮、有核或大块的食物

2. 跌倒的预防　确保婴儿放置处周围环境安全。

第三节　幼儿和学龄前儿童及其家庭的健康促进

(一) 幼儿大小便训练的方法和注意事项

1. 首先应选择合适的坐便器。

2. 应让小儿看到便后冲水的过程,使小儿意识到这一行为并常规化。

3. 练习排便一般以每次 5~10 分钟为宜,父母必须陪在旁边。

4. 便后进行必要的清洁并让小儿养成习惯。

(二) 托幼机构儿童保健任务

1. 建立合理的生活制度。

2. 为儿童提供合理的营养,满足其生长发育的需要。

3. 建立定期健康检查制度。

4. 完成计划免疫工作,预防传染病的发生,做好传染病的管理。

5. 根据不同年龄开展与其相适应的体格锻炼。

6. 制订各种安全措施,防止事故发生。

7. 安排合适小儿发育程度的游戏活动。

8. 为儿童创造安全、整洁、有益、优美的环境。

9. 对儿童进行健康教育,学习自我保健知识和技能,培养良好的生活习惯。

（三）幼儿及学前儿童常见的意外伤害及预防措施

1. 交通事故预防
  - （1）儿童安全座椅
  - （2）坐轿车时不要将婴儿直接放在汽车前座或抱在大人膝上
  - （3）不要将婴儿放在停好的汽车后面；不要将婴儿放在有气囊的汽车上
  - （4）遵守交通规则

2. 溺水预防
  - （1）不要让儿童单独留在浴室里，游泳池应有围栏
  - （2）儿童会走后浴室的门应关闭，家中不要积攒不必要的水
  - （3）在水龙头边上应随时用一只手扶着小儿

3. 烫伤预防
  - （1）洗澡水应先测量温度，水龙头应放在婴儿不能触及的位置
  - （2）将电线隐藏，电源插座用塑料保护套保护，或用家具挡住插座口
  - （3）将婴儿放在汽车座位前应检查座位的温度
  - （4）将火柴和打火机放在孩子无法触及的地方，教会孩子什么是热

4. 中毒预防
  - （1）将有毒物质放在高处或上锁，让孩子知道药而不是糖果
  - （2）不要给孩子擅自用药，千万不要撕掉装有毒物质容器的标签
  - （3）及时丢弃盛装上述有毒物质的容器
  - （4）禁用食具盛装有毒物质，不用矿泉水瓶或果汁瓶装有毒溶液

第四节　学龄儿童及其家庭的健康促进

（一）学龄期儿童的牙齿保健措施

牙齿保健
  - （1）注意口腔卫生、定期牙科检查
  - （2）软尼龙毛、柄长约21厘米的牙刷
  - （3）良好的刷牙习惯

（二）学龄期儿童近视预防措施

预防近视
  - （1）培养儿童良好的用眼习惯
  - （2）提倡优生优育
  - （3）改善学习环境
  - （4）做好眼保健操
  - （5）增强营养
  - （6）定期检查视力

第五节　青少年及其家庭的健康促进

（一）青春期特征

1. 生理　内分泌、生殖系统、体格生长。
2. 心理　自我认同的形式、自立性的发展。

（二）青少年的健康观念

　　健康的定义和成人相似，认为健康是能够在生理上、心理上、社会上具备完好的功能，能够具备积极的情绪状况。与青少年的健康相关的顾虑包括压力、焦虑，以及和成人及同伴的关系、体重、痤疮、沮丧或抑郁情绪。

（三）青少年及其家庭的健康促进措施

　　包括饮食、心理保健、体格锻炼、性知识教育、网瘾、减少有意和无意伤害，以及建立健康的生活方式。

第六节　儿童意外伤害

（一）儿童非故意伤害

1. 流行病学特征　不均衡性、多样性与聚集性、可预防性。
2. 影响因素　个体因素、环境因素、致病原或媒介物。
3. 预防控制　Haddon 模型、主动干预、被动干预。
4. 常见类型　道路交通事故伤、溺水、烧/烫伤、跌落伤、中毒、窒息。

（二）儿童故意伤害

1. 类型　自杀、自伤、校园暴力、虐待与忽视。
2. 虐待与忽视对儿童身心健康的影响　生理、心理、行为。
3. 虐待与忽视的预防控制　社会社区层面、人际关系层面、个体层面。
4. 虐待与忽视的干预　躯体、情感、性虐待、忽视虐待、监护人虚夸综合征的干预。

第七节　儿童计划免疫

（一）计划免疫

是根据儿童的免疫特点和传染病发生的情况制订的免疫程序,通过有计划地使用生物制品进行预防接种,以提高人群的免疫水平,达到控制和消灭传染病为目的。

（二）预防接种种类

分为主动免疫和被动免疫。

（三）预防接种禁忌证

包括一般禁忌证和特殊禁忌证。

（四）预防接种反应

包括局部反应、全身反应、异常反应、耦合症。

（五）预防接种注意事项

包括做好健康教育、接种场所的要求、疫苗储藏及具体操作过程中的细节问题。

第二部分　习　　题

【A1/A2 型题】

1. 关于新生儿特点及保健,下列说法**错误**的是
   A. 对外界环境适应力差
   B. 易患麻疹
   C. 室温应保持在 22~24℃
   D. 鼓励及早母乳喂养
   E. 注意对新生儿脐带、皮肤的护理

2. 婴儿期进行健康检查的时间间隔
   A. 3 个月
   B. 6 个月
   C. 9 个月
   D. 12 个月
   E. 15 个月

3. 被动体操适用年龄
   A. 0~3 个月
   B. 2~6 个月
   C. 6~9 个月
   D. 9~12 个月
   E. 12~15 个月

4. 气管与支气管异物是小儿常见的急诊之一,好发年龄在
   A. 5 岁以下
   B. 6 岁以下
   C. 7 岁以下
   D. 8 岁以下
   E. 9 岁以下

5. 属于被动免疫的是
　　A. 口服脊髓灰质炎　　　　　　B. 注射卡介苗　　　　　　C. 注射丙种球蛋白
　　D. 注射麻疹疫苗　　　　　　　E. 注射流脑疫苗

6. 健康男婴,年龄 3 个月,来门诊接受预防接种,他应该接种的是
　　A. 卡介苗　　　　　　　　　　B. 百白破第一次　　　　　C. 脊髓灰质炎第一次
　　D. 麻疹第一次　　　　　　　　E. 乙肝第一次

7. 接种脊髓灰质炎疫苗时,正确的是
　　A. 接种对象是新生儿　　　　　B. 初种次数为 1 次　　　　C. 用热水送服
　　D. 需要复种加强　　　　　　　E. 接种方法为肌内注射

8. 百白破疫苗接种的途径是
　　A. 皮内注射　　　　　　　　　B. 皮下注射　　　　　　　C. 肌内注射
　　D. 口服　　　　　　　　　　　E. 静脉推注

9. 一小儿接种百白破三联疫苗后出现发烧,T 38.5℃,哭闹,烦躁。护士正确的处置是
　　A. 退热　　　　　　　　　　　B. 退热和抗生素　　　　　C. 退热和抗病毒药物
　　D. 镇静　　　　　　　　　　　E. 不给任何处理

10. 一生长发育正常儿童,左腕部 X 线检查发现有 2 枚骨化核,估计其可能的年龄
　　A. 1 岁　　　　　　　　　　　B. 2 岁　　　　　　　　　C. 3 岁
　　D. 4 岁　　　　　　　　　　　E. 5 岁

11. 3 个月患儿体检时发现后囟尚未闭合,为明确病情,首选的检查是
　　A. 腰椎穿刺,检查脑脊液　　　　　　B. T_3、T_4、TSH
　　C. 血碱性磷酸酶　　　　　　　　　　D. 全身骨骼 X 线片
　　E. 属正常情况,无需检查

12. 小儿接种麻疹疫苗后出现发烧,T 38.5℃,烦躁,吃奶少,其最可能的原因为
　　A. 上呼吸道感染　　　　　　　　　　B. 疫苗反应
　　C. 消化不良　　　　　　　　　　　　D. 其他感染性疾病的初期
　　E. 疫苗反应 + 上呼吸道感染

13. 一女孩,身高 75cm,体重 9kg,出牙 4 颗,能独站,不能独走,其最可能的年龄为
　　A. 6 个月　　　　　　　　　　B. 9 个月　　　　　　　　C. 12 个月
　　D. 15 个月　　　　　　　　　E. 18 个月

【A3/A4 型题】

(14~17 题共用题干)

14. 家长带小儿来医院进行体格检查,欲衡量小儿的营养状况,首先应做下列哪项检查
　　A. 体重　　　　　　　　　　　B. 身高　　　　　　　　　C. 上、下部量
　　D. 头围　　　　　　　　　　　E. 胸围

15. 该小儿的体重为 12kg,其正常年龄大约为
　　A. 5 岁　　　　　　　　　　　B. 12 个月　　　　　　　　C. 3 岁
　　D. 2 岁　　　　　　　　　　　E. 18 个月

16. 该小儿的正常身高大约为
　　A. 90cm　　　　　　　　　　　B. 85cm　　　　　　　　　C. 100cm
　　D. 105cm　　　　　　　　　　E. 75cm

17. 该小儿的腕部骨化中心数目应为
　　A. 2　　　　　　　　　　　　　B. 3　　　　　　　　　　　C. 4

D. 5   E. 6

【B型题】

(18~20题共用备选答案)

A. 1岁   B. 2岁   C. 3岁

D. 4岁   E. 7岁

18. 麻疹疫苗的复种年龄是

19. 脊髓灰质炎疫苗的复种年龄是

20. 百白破混合制剂的第一次复种年龄是

第三部分   习 题 答 案

1. B   2. A   3. B   4. A   5. C   6. B   7. D   8. C   9. A   10. A
11. B   12. B   13. C   14. A   15. D   16. B   17. B   18. E   19. D   20. B

(崔文香)

第四章
住院患儿及其家庭的护理

第一部分 学习要点

第一节 儿童医疗机构的设置特点及护理管理

(一) 儿科门诊设置特点

儿科门诊一般设有预诊处、挂号收费处、体温测量处、候诊室、诊察室、治疗室、化验室、门诊药房等,根据医院规模及实际情况,还可设置儿科配液中心、输液区及采血中心等以方便患儿就医、提高工作效率。

(二) 护理管理

1. 维持良好的就诊秩序。

2. 密切观察病情变化。

3. 预防院内感染。

4. 杜绝差错事故发生。

5. 提供健康教育。

第二节 与患儿及其家庭的沟通

(一) 儿童沟通的特点

1. 语言表达能力差。

2. 认识、分析问题的能力不足。

3. 模仿能力强,具有很强的可塑性。

(二) 与患儿沟通的技巧

1. 语言沟通技巧

(1) 选择合适的沟通方式与通俗易懂的词汇。

(2) 耐心倾听。

(3) 真诚理解。

(4) 适时使用幽默。

(5) 注意保护隐私。

2. 非语言沟通技巧

(1) 面带微笑。

(2) 适时触摸。

(3) 平等尊重。

3. 游戏及绘画的沟通技巧

第三节　住院患儿及其家庭的护理

（一）各年龄阶段住院儿童的护理

1. 婴儿期　6个月以内的婴儿，要及时满足其生理需要和解除病痛，协助进行全身或局部的动作训练，维持患儿正常的发育；6个月至1岁的婴儿，尽量减少患儿与父母的分离，在护理中尽量保持患儿住院前的生活习惯，在护理中与患儿建立感情。

2. 幼儿期　鼓励父母陪伴及照顾患儿，尽量由固定的责任护士对患儿进行连续的、全面的护理。多与患儿进行语言沟通，以保持患儿语言能力的发展。尽量保持患儿住院前的生活习惯，了解患儿惯用的词汇及特殊的表达方式，帮助患儿尽快熟悉住院环境。允许患儿发泄自己的情绪，鼓励其自主性行为。

3. 学龄前期　帮助其减轻陌生感，尽快与患儿建立友好关系。以患儿容易理解的语言，讲解所患的疾病、治疗的必要性，各种检查、护理操作的过程等，使患儿清楚疾病和住院治疗不会对自己的身体的完整性构成威胁，以转移其注意力，帮助其克服恐惧心理，促进患儿正常的生长和发育。在病情允许时，给患儿自我选择的机会，鼓励他们参与自我照顾，以帮助树立自信心。

4. 学龄期　尽量满足他们的合理要求，耐心解释所提出的问题，增强患儿的信任感和安全感。提供有关疾病及住院的知识，解除其疑虑，使之积极主动地接受治疗。可让其参与护理计划的制订，鼓励患儿尽快恢复学习。进行体格检查及各项操作时，采取必要的措施维护患儿的自尊。

5. 青春期　向其解释病因、治疗过程及预计的出院时间，增加患儿的安全感。与患儿共同制订每日生活时间表。在执行治疗护理措施时，提供给患儿部分选择权。

（二）儿童疼痛的护理

1. 药物性干预

（1）遵医嘱给镇痛药。

（2）监测患儿的生命体征及镇痛药的不良反应。

（3）经常评估患儿的疼痛水平，判断镇痛药是否有效，疼痛是否缓解。

2. 非药物性干预

（1）分散注意力：如让患儿听音乐、唱歌、看视频、做游戏等，以转移其对疼痛的注意力。

（2）放松疗法：方法包括有规律的呼吸及将注意力集中到患儿喜欢的事情上。

（3）冷热疗法：热疗可以促进血液循环，使肌肉放松；冷疗可降低疼痛的传感速度，减轻水肿，缓解急性软组织损伤的疼痛。

（4）皮肤刺激：抚摸可以阻止疼痛的刺激从神经末梢传导到脊髓，可以一定程度上降低患儿疼痛的感觉。

（三）临终患儿的护理

医护人员应为患儿创造良好的环境。尽量减少患儿的痛苦，及时满足其生理、心理需要。帮助患儿减轻对死亡的恐惧和焦虑等心理。结合10岁以后患儿对死亡的理解程度，认真面对患儿提出的与死亡相关的问题并给予回答。随时观察患儿情绪的变化，对于患儿提出的一些合理要求，应尽量予以满足，使患儿建立起对护理人员的信赖。护理人员应与家长一起努力，尽量满足患儿的要求，帮助患儿在最后的生命阶段建立最佳的心理状态。

第四节　儿童用药护理

（一）儿童药物选用及护理

1. 抗生素的应用及护理　抗生素在使用过程中要严格掌握其药理作用及用药指征。儿童长期联合应用大量抗生素，容易造成肠道菌群失调和消化功能紊乱，甚至可引起二重感染（霉菌感染）或细菌耐药性的发生。

2. 退热药的应用及护理　常使用布洛芬和对乙酰氨基酚类药物退热,阿司匹林一般不用于婴幼儿降温,防止发生 Reye 综合征。用药后注意观察,防止发生虚脱。小婴儿应首选物理降温,必要时给予药物降温。

3. 镇静药的应用及护理　儿童有高热、过度兴奋、烦躁不安、频繁呕吐、惊厥等情况,常用的药物有苯巴比妥、地西泮、水合氯醛等,使用中特别应注意观察呼吸情况,以免患儿发生呼吸抑制。

4. 止咳、化痰、平喘药的应用及护理　儿童在呼吸道感染时一般不用止咳药,而应用祛痰药或雾化吸入法稀释分泌物,配合体位引流排痰,使之易于咳出。哮喘患儿应用平喘药时应注意药物的副作用。

5. 泻药和止泻药的应用及护理　儿童便秘应首先调整饮食,或使用开塞露等外用药物通便,在十分必要的时候才使用泻药。儿童腹泻时也应该先调整饮食,一般不主张使用止泻药,多采用口服或静脉补充液体,满足机体所需,再辅以肠黏膜保护剂或微生态制剂(如乳酸杆菌、双歧杆菌)调节肠道微生态环境。

6. 肾上腺皮质激素的应用及护理　肾上腺皮质激素是肾上腺皮质分泌的甾体类激素的总称,糖皮质激素应用最多,可有抗炎、抗毒素、抗休克等作用。严格掌握使用指征,不可随意减量或停药,防止出现反弹现象。此外,患水痘时用药可使病情加重,应禁止使用。

（二）儿童常用给药方法

儿童给药的方法应以保证用药效果为原则,综合考虑患儿的年龄、疾病和病情严重程度,常用的给药方法有:口服法、注射法、静脉输液法、外用法等。

第二部分　习　题

【A1/A2 型题】

1. 儿科门诊预诊处设在入口处,主要目的为
  A. 鉴别和隔离传染病儿童
  B. 减少儿童间的交叉感染
  C. 指导家长正确就诊
  D. 缩短就诊时间,及时发现危重患儿并争取抢救时机
  E. 以上都正确

2. 儿科门诊预诊的主要方式有
  A. 简单扼要的问诊、望诊和查体　　　　B. 简单扼要的问诊、触诊和测量体温
  C. 详细询问病史、望诊和查体　　　　　D. 详细询问病史、望诊和测量体温
  E. 简单扼要的问诊、望诊和测量体温

3. 儿科门诊护士如何维持良好的就诊顺序,说法**错误**的是
  A. 合理安排各诊室就诊人数
  B. 随时调整,疏散就诊儿童
  C. 做好患儿和家长的沟通协调工作
  D. 每次只允许三位以下家属陪同患儿进入诊室
  E. 以上都正确

4. 危重患儿的就诊次序应是
  A. 先抢救　　　　　　　　B. 先挂号　　　　　　　　C. 先预诊
  D. 先量体温　　　　　　　E. 先化验血常规

5. 儿科抢救室内必备的设备应齐全,那么下列**不属于**儿科抢救室必须配置的设备是
   A. 心电监护仪　　　　　　　B. 人工呼吸机　　　　　　C. 供氧设备
   D. 玩具柜　　　　　　　　　E. 喉镜

6. 下列关于儿科急诊描述正确的是
   A. 儿科急诊是抢救患儿生命的第一线
   B. 儿科急诊各诊室应必备抢救器械、用具及药品等
   C. 儿科急诊护士应随时做好紧急抢救的准备
   D. 抢救车内备有急救药品、物品等
   E. 以上都正确

7. 儿科急诊的护理管理,下列说法正确的是
   A. 具备急诊抢救的五要素:即人员、医疗技术、药品、仪器设备及时间
   B. 严格执行急诊岗位责任制度
   C. 建立并执行各科常见急诊的抢救护理常规
   D. 加强急诊文件的管理
   E. 以上都正确

8. 儿童病房最适宜的床位数
   A. 20~30 张　　　　　　　　B. 30~40 张　　　　　　　C. 40~50 张
   D. 50~60 张　　　　　　　　E. 60~70 张

9. 儿科病房管理特点以下哪项正确
   A. 环境管理　　　　　　　　B. 预防交叉感染　　　　　C. 传染病管理
   D. 预防意外事故　　　　　　E. 以上均正确

10. 以下关于儿科病房的设置特点正确的是
    A. 根据我国国情需要,儿科病房应设置床位数 60~80 张
    B. 重症监护室应收治病情危重,需要观察及抢救的患儿及病情平稳的患儿
    C. 护士站及医生办公室应设在病房的一侧
    D. 治疗室备有各种治疗所需设备、器械和药品
    E. 配膳(奶)室将患儿家属带入的患儿食品放在配膳室保管

11. 下列关于新生儿适宜的温湿度正确的是
    A. 室温 22~24℃,相对湿度 55%~65%　　　B. 室温 20~22℃,相对湿度 55%~65%
    C. 室温 22~24℃,相对湿度 50%~60%　　　D. 室温 20~22℃,相对湿度 50%~60%
    E. 以上都不对

12. 儿科病房如何防止交叉感染,下列说法**错误**的是
    A. 病房应明确清洁区、半污染区及污染区
    B. 严格执行清洁,消毒隔离,探视和陪伴制度
    C. 病室定时通风
    D. 按时进行空气、地面及设施的消毒
    E. 操作应戴手套

13. 一般患儿新住院 3 天后,每日测量体温
    A. 4 次　　　　　　　　　　B. 3 次　　　　　　　　　C. 2 次
    D. 1 次　　　　　　　　　　E. 0 次

14. 婴幼儿病房适宜的温湿度为
    A. 室温 18~20℃,相对湿度 50%~60%　　　B. 室温 20~22℃,相对湿度 55%~65%

C. 室温 22~24℃,相对湿度 55%~65%   D. 室温 18~20℃,相对湿度 65%~70%

E. 室温 22~24℃,相对湿度 50%~60%

15. 与患儿沟通的技巧**不包括**

　　A. 面带微笑　　　　　　　　B. 适时触摸　　　　　　　C. 使用幽默

　　D. 尽量使用医学术语　　　　E. 目光接触

16. 与儿童沟通最重要、最有效的方法是

　　A. 绘画　　　　　　　　　　B. 触摸　　　　　　　　　C. 游戏

　　D. 书写　　　　　　　　　　E. 魔术

17. 哪个时期的儿童**无分离性焦虑**

　　A. 1 个月 ~6 个月的婴儿　　B. 6 个月 ~1 岁的婴儿　　C. 幼儿期

　　D. 学龄前期　　　　　　　　E. 学龄期

18. 责任护士首次接触一位 2 岁的住院患儿时,正确的做法是

　　A. 叫患儿的名字,并抱起患儿　　　　B. 蹲下与患儿说话,但不抱起患儿

　　C. 站着与其父母说话,但不理睬患儿　　D. 给患儿喜欢吃的东西

　　E. 站着给患儿玩具

19. 当护士经过传染病隔离房间时,发现小床床栏落下,婴儿独自在哭,护士应

　　A. 向护士长报告此事　　　　　　　　B. 穿上隔离衣,到房间去拉上床栏

　　C. 冲进房间,拉上床栏　　　　　　　D. 批评照顾该患儿的护士

　　E. 询问值班人员探望者是否来过此房间

20. 能认识到"死亡是生命的终结,是不可避免的"儿童年龄是

　　A. 婴儿　　　　　　　　　　B. 幼儿　　　　　　　　　C. 学龄前期儿童

　　D. 学龄期儿童　　　　　　　E. 青少年

21. 以下**不属于**患儿住院护理内容是

　　A. 清洁卫生护理　　　　　　　　　　B. 对患儿进行健康体检,采集健康史

　　C. 测量生命体征　　　　　　　　　　D. 对静脉输液患儿加强巡视

　　E. 为患儿补课

22. 对临终患儿的护理**错误**的是

　　A. 理解、同情患儿父母的痛苦心情　　B. 尽可能满足患儿临终前的愿望

　　C. 不允许父母长时间陪伴患儿　　　　D. 为父母提供发泄情感的场所

　　E. 劝解、安慰患儿父母

23. 儿童给药剂量的计算方法最常用最基本的是

　　A. 按体重给药　　　　　　　B. 按年龄给药　　　　　　C. 按体表面积给药

　　D. 按身高给药　　　　　　　E. 按成人剂量折算

24. 儿童用药特点以下哪项**错误**

　　A. 新生儿肝脏酶系统发育不成熟,影响药物代谢

　　B. 新生儿肾小球滤过率及肾小管分泌功能差,使药物排泄缓慢

　　C. 新生儿可受临产孕母及哺乳母亲所用药物的影响

　　D. 某些激素类药物可影响生长发育

　　E. 新生儿胃肠道对药物吸收良好

25. 婴儿神经系统和呼吸中枢发育不成熟,故镇静止惊时**不宜**使用

　　A. 吗啡　　　　　　　　　　B. 地西泮　　　　　　　　C. 苯巴比妥

　　D. 异丙嗪　　　　　　　　　E. 氯丙嗪

26. 5 岁儿童解除便秘的方法**不包括**

    A. 调节饮食   B. 开塞露   C. 甘油栓

    D. 清洁灌肠   E. 口服泻药

27. 关于患儿口服药的描述**不正确**的是

    A. 给幼儿口服剂型多选用水剂   B. 油类药物可由滴管直接滴入口中

    C. 昏迷患儿可采用鼻饲给药   D. 药物可与食物混合喂服

    E. 训练、鼓励年长儿直接服药

28. 肾上腺皮质激素**禁用于**下列哪种疾病

    A. 过敏性疾病   B. 急性严重感染   C. 白血病

    D. 自身免疫性疾病   E. 水痘

29. 对早产儿适用的暖箱相对湿度是

    A. 35%~45%   B. 45%~55%   C. 55%~65%

    D. 65%~75%   E. 75%~85%

30. 蓝光疗法的目的是

    A. 降低血清胆绿素   B. 降低血清非结合胆红素

    C. 降低血清结合胆红素   D. 减少血红细胞破坏

    E. 降低血气尿素氮

31. 光疗的最佳波长是

    A. 300~350nm   B. 360~410nm   C. 420~470nm

    D. 480~530nm   E. 540~580nm

32. 蓝光照射前,患儿的准备**不包括**

    A. 全身裸露   B. 沐浴   C. 在皮肤上涂油保护

    D. 佩戴护眼罩   E. 尿布遮盖会阴部

33. 股静脉穿刺拔针后需压迫穿刺点

    A. 1 分钟左右   B. 5 分钟左右   C. 10 分钟左右

    D. 15 分钟左右   E. 20 分钟左右

34. 患儿,男,2.5 岁,以"轮状病毒腹泻"为诊断收入儿科消化病房,该患儿心理压力的主要来源是

    A. 离开亲人,来到陌生环境   B. 离开小伙伴

    C. 吃不到家里可口的食物   D. 没有玩具

    E. 不能上幼儿园

35. 兰兰,女,11 个月,以"支气管肺炎"为诊断收入院,入院后患儿哭闹不止,情绪不稳定。该患儿的身心反应属于

    A. 否认   B. 接受   C. 谵妄

    D. 分离性焦虑   E. 强迫反应

36. 患儿,男,2 岁,咳嗽,呼吸促,体温 39.5℃,该患儿入院后**不宜**采用的治疗措施是

    A. 雾化吸入   B. 祛痰药   C. 体温引流

    D. 镇咳药   E. 解热药

37. 患儿女,出生后一周,血清胆红素 22mg/dl,遵医嘱为患儿行蓝光治疗,治疗过程中责任护士需要观察患儿的反应,以下**不属于**光疗反应的是

    A. 发热   B. 腹泻   C. 皮疹

    D. 青铜症   E. 便秘

(38~41 题共用题干)

患儿,女,5 岁,2 天前高热,体温 39℃,近日出现红斑疹、丘疹,躯干部最多,四肢少,部分结痂。心肺正常。该患儿由家属陪同至儿科门诊就医。

38. 儿科门诊设置**不包括**

    A. 预诊室   B. 接诊室   C. 急诊室

    D. 普通门诊   E. 保健门诊

39. 预诊检查的方法主要为

    A. 血常规检查   B. 尿常规检查

    C. 胸部 X 线透视   D. 问诊、望诊和简单的体格检查

    E. 心电图

40. 儿科门诊设置预诊室,预诊的主要目的是

    A. 测量体温,为就诊做准备

    B. 及时检出传染病病人,避免和减少交叉感染

    C. 遇危重患儿,可及时护送急诊室抢救

    D. 对需住院者,可由值班人员及时护送入院

    E. 给患儿及家属进行咨询服务

41. 入院后患儿出现分离性焦虑,下列说法正确的是

    A. 分离性焦虑分为 3 个阶段,即反抗期、失望期、否认期

    B. 分离性焦虑分为 3 个阶段,即对抗期、淡漠期、否认期

    C. 分离性焦虑分为 3 个阶段,即对抗期、失望期、否认期

    D. 分离性焦虑分为 3 个阶段,即反抗期、淡漠期、否认期

    E. 分离性焦虑分为 3 个阶段,即反抗期、失望期、抑郁期

(42~44 题共用题干)

患儿,男,12 岁,口渴、多饮、乏力 1 个月,近 2 天发热、咳嗽。空腹血糖 17mmol/L,血酮体阴性,尿糖(+++),pH 7.28,BE$^-$ 8mmol/L。诊断为糖尿病。

42. 对该患儿及其家庭的护理下列说法正确的是

    A. 给予患儿心理护理   B. 促进患儿正常的生长发育

    C. 维持家庭功能及成员关系正常   D. 进行居家护理指导

    E. 以上都正确

43. 若该患儿病情进展迅速,下列对该期患儿临终心理反应描述正确的是

    A. 其年龄尚小,不能理解死亡

    B. 其对死亡的概念尚不清楚,常与睡眠相混淆

    C. 不了解死亡的真正意义,认为死亡是很可怕的大事

    D. 认为死后可以复生,不能将死亡与自己直接联系起来

    E. 懂得死亡是生命的终结,是普遍存在且不可逆的,自己也不例外

44. 对该临终患儿护士应

    A. 为患儿创造一个安静舒适的环境

    B. 尽量减少患儿的痛苦,及时满足患儿生理、心理需要

    C. 认真面对患儿提出的与死亡相关的问题并予以回答

    D. 使患儿建立对护士的信赖,能主动说出内心的感受和想法

    E. 以上都正确

(45~47 题共用题干)

患儿,女,1 岁,肺炎伴腹泻 2 周,进食少,近 3 天嗜睡、乏力、头竖不直。查体:体重 7.5kg,表情淡漠,唇裂,面色灰白,呼吸不规则、约 30 次/分,双肺呼吸音粗,可闻及干湿啰音,心率 92 次/分,律齐,心音低钝,腹胀明显,肠鸣音减弱,皮肤弹性减退,皮下脂肪厚 0.4cm。

45. 对该患儿使用药物剂量计算最基本的计算方法是

    A. 按体重给药   B. 按年龄给药

    C. 按体表面积给药   D. 按身高给药

    E. 按成人剂量折算

46. 儿童的用药特点**不包括**

    A. 对药物代谢及解毒功能较差

    B. 药物容易通过血脑屏障到达神经中枢

    C. 年龄不同,对药物反应不同,药物的毒副作用有所差别

    D. 乳儿不受母亲用药的影响

    E. 易发生电解质紊乱

47. 为患儿经桡动脉穿刺采集动脉血气护士应

    A. 严格无菌操作,做好三查七对

    B. 常规消毒穿刺点周围皮肤

    C. 以 15°~30° 角进针

    D. 拔针后无菌棉签按压穿刺点 5~10 分钟至不出血为止

    E. 以上都正确

【B 型题】

(48~51 题共用备选答案)

    A. 桡动脉穿刺术   B. 股静脉穿刺术

    C. 静脉留置针输液法   D. 经外周静脉置入中心静脉导管术

    E. 头皮静脉输液法

48. 采集动脉血做检查

49. 用于婴幼儿外周静脉条件不良及肥胖儿的血标本采取

50. 可保护血管,减轻反复穿刺的痛苦

51. 婴幼儿易于固定,方便肢体活动的输液法

(52~55 题共用备选答案)

    A. 经外周静脉置入中心静脉导管术   B. 亚低温治疗法

    C. 温箱使用法   D. 光照疗法

    E. 换血疗法

52. 使患儿体温保持稳定,用以提高未成熟儿的成活率

53. 抢救溶血患儿的重要措施

54. 治疗新生儿高胆红素血症的辅助治疗

55. 纠正溶血导致的贫血,防止缺氧及心功能不全

第三部分 习 题 答 案

1. E   2. A   3. D   4. A   5. D   6. E   7. E   8. B   9. E   10. D

11. A   12. E   13. C   14. A   15. D   16. C   17. A   18. B   19. C   20. D

21. E　　22. D　　23. A　　24. E　　25. A　　26. E　　27. D　　28. E　　29. C　　30. B
31. C　　32. C　　33. B　　34. A　　35. D　　36. D　　37. E　　38. C　　39. D　　40. B
41. A　　42. E　　43. E　　44. E　　45. A　　46. D　　47. E　　48. A　　49. B　　50. C
51. E　　52. C　　53. E　　54. D　　55. E

（范　玲　贺琳晰）

第五章
高危新生儿的护理

第一部分 学习要点

第一节 正常足月儿和早产儿的特点及护理

(一) 正常足月儿的特点及护理

1. 正常足月儿的外观特点　正常足月新生儿体重在 2500g 以上,身长在 47cm 以上,哭声洪亮,四肢屈曲,皮肤红润,胎毛少,全身有胎脂覆盖,耳廓发育良好,乳晕清楚,乳头突起,可扪及结节,指(趾)甲达到或超过指(趾)端,整个足底有较深的足纹,男婴睾丸下降,女婴大阴唇覆盖小阴唇。

2. 正常足月儿的解剖生理特点

(1) 呼吸系统:新生儿呼吸中枢发育不成熟,呼吸肌弱,胸腔小,主要靠膈肌呼吸,故新生儿呼吸浅表,频率较快,40 次/分左右,节律不规则。

(2) 循环系统:胎儿出生后循环发生巨大变化。新生儿心率快,波动范围大,100~150 次/分,平均120~140 次/分,有的新生儿生后 1~2 天内心前区可听到杂音,这与动脉导管暂时性未闭有关,数天后自行消失。血压平均为 70/50mmHg(9.3kPa/6.7kPa)。

(3) 消化系统:新生儿胃呈横位,贲门括约肌不发达,幽门括约肌较发达,所以新生儿易呕吐、溢乳。新生儿消化道面积相对较大,通透性高,有利于营养物质的吸收,但也使毒性物质被吸收的机会大大增加。新生儿第一次排大便多在生后 12 小时内,为墨绿色黏稠的胎粪,3~4 天内排完。若 24 小时还未见胎粪排出,应检查是否存在肛门闭锁等消化道畸形。

(4) 泌尿系统:新生儿一般生后 24 小时内排尿,如 48 小时仍无尿,需要查找原因。新生儿肾浓缩功能差,不能迅速处理过多的水和溶质,易出现脱水或水肿症状。肾脏处理酸碱负荷能力不足,易发生代谢性酸中毒。

(5) 血液系统:新生儿出生时血液中红细胞数较高,血红蛋白中胎儿血红蛋白(HbF)约占 70%,后逐渐被成人血红蛋白(HbA)替代。胎儿血红蛋白对氧有较强的亲和力,氧离曲线左移,不易将氧释放到组织,故缺氧时往往发绀不明显。足月儿出生时白细胞较高,且以中性粒细胞为主,4~6 天中性粒细胞与淋巴细胞相近,以后淋巴细胞占优势。

(6) 神经系统:新生儿脑相对较大,重 300~400g,占体重的 10%~20%(成人仅占 2%)。脊髓相对较长,其末端约在第 3、4 腰椎下缘,故腰椎穿刺时应在第 4、5 腰椎间隙进针。足月儿大脑皮层兴奋低,睡眠时间长。新生儿视觉、听觉、味觉、触觉、温觉发育良好,痛觉、嗅觉(除对母乳外)相对较差。足月儿出生时已具有原始的神经反射如觅食反射、吸吮反射、握持反射、拥抱反射和交叉伸腿反射。新生儿巴氏征、克氏征、佛斯特征阳性属正常现象。

(7) 体温:新生儿体温调节功能差,皮下脂肪薄,体表面积相对较大,容易散热,而产热主要依靠棕色脂肪,故体温不稳定,易随环境温度变化。新生儿出生后,因环境温度较宫内低,体温明显下降,如环境温度适宜,体温可逐渐回升,并波动在 36~37℃之间。如环境温度过高,足月儿蒸发散热增加 2~3 倍,可致脱水血液浓缩而发热(脱水热)。

(8) 免疫:新生儿特异性和非特异性免疫功能均差,易患感染。胎儿可从母体通过胎盘得到免疫球蛋白 IgG,因此新生儿对一些传染病如麻疹有免疫力而不易感染;而免疫球蛋白 IgA 和 IgM 则不能通过胎盘传给新生儿,因此新生儿易患呼吸道、消化道感染和大肠埃希菌、金黄色葡萄球菌败血症。新生儿单核 - 吞噬细胞系统和白细胞的吞噬作用较弱,血清补体比成人低,白细胞对真菌的杀灭能力也较低,这是新生儿易患感染的另一个原因。

(9) 常见的几种特殊生理状态:①生理性黄疸:参见本章第五节新生儿黄疸患儿的护理;②上皮珠和"马牙":新生儿上腭中线部位和齿龈边缘有散在黄白色、米粒大小颗粒隆起,系上皮细胞堆积或黏液分泌物积留所致,称上皮珠和"马牙",均属正常,于生后数周或数月自行消失,不宜挑刮,以免发生感染;③假性月经及乳腺肿大:由于在宫内胎儿从母体获得一定量的雌激素,生后突然中断,故某些女婴出生后 5~7 天会出现阴道少量出血,类似月经来潮,持续 1~3 天自止。同样原因,男、女婴皆可在生后 3~5 天发生乳腺肿胀,2~3 周后消退,一般不必处理,切忌挤压,以免继发感染。

3. 护理要点

(1) 维持体温稳定 { 1) 新生儿室应阳光充足,空气新鲜,避免对流风
2) 保持环境的适中温度(又称"中性温度")

(2) 保持呼吸道通畅 { 1) 出生时,必须立即擦干婴儿
2) 保持新生儿舒适的体位
3) 专人看护,经常检查鼻孔是否通畅

(3) 合理喂养 { 1) 鼓励按需哺乳,提倡母乳喂养
2) 人工喂养奶具专用并严格消毒,奶汁流速以连续滴入为宜

(4) 预防感染 { 1) 建立消毒隔离制度和完善清洗设施
2) 保持脐部清洁干燥
3) 做好皮肤护理

(5) 健康教育 { 1) 促进母婴感情的建立
2) 健康宣教
3) 新生儿筛查

(二) 早产儿的特点及护理

1. 早产儿的外观特点　见表 5-1。

表 5-1　正常足月儿与早产儿的外观特点

	足月儿	早产儿
皮肤	红润、皮下脂肪丰满和毳毛少	鲜红发亮、水肿和毳毛多
头发	分条清楚	细而乱
耳壳	软骨发育好、耳舟成形、直挺	软、缺乏软骨和耳舟不清楚
指、趾甲	达到或超过指、趾端	未达指、趾端
跖纹	足纹遍及整个足底	足底纹理少
乳腺	结节 > 4mm	无结节或结节 < 4mm
外生殖器		
男婴	睾丸已降至阴囊,阴囊皱纹多	睾丸未降或未全降
女婴	大阴唇遮盖小阴唇	大阴唇不能遮盖小阴唇

2. 早产儿的临床特点

（1）体温：早产儿体温中枢调节功能差，棕色脂肪少，产热能力更差，体表面积相对较大，散热快，体温低于正常者多见。

（2）呼吸系统：早产儿呼吸中枢发育不成熟，呼吸节律不规则，可发生呼吸暂停。早产儿的肺部发育不成熟，肺泡表面活性物质少，易发生肺透明膜病。有宫内窘迫史者，易发生吸入性肺炎。

（3）循环系统：出生后胎儿循环向成人循环的转变：①脐带结扎，胎盘 - 脐血循环终止；②肺循环阻力降低，肺血流增加；③卵圆孔、动脉导管功能性未闭。早产儿心率快，血压较足月儿低。毛细血管脆弱，缺氧时易致出血。

（4）消化系统：各种消化酶不足，胆酸分泌少，消化吸收功能差，易发生坏死性小肠结肠炎。肝糖原储存少、蛋白质合成不足，常易发生低血糖和低蛋白血症。肝功能不成熟，生理性黄疸较足月儿重，持续时间长。

（5）泌尿系统：肾功能不成熟，易发生水、电解质紊乱。易发生低钠血症、糖尿。肾小管排酸功能差，人工喂养时可发生晚期代谢性酸中毒。

（6）血液系统：生理性贫血出现早，且胎龄越小，贫血持续时间越长，程度越严重。维生素 K 贮存不足，致凝血因子缺乏，易引起出血。早产儿血容量为 85~110ml/kg。

（7）神经系统：神经系统功能和胎龄密切相关，胎龄越小，功能越差，原始反射不易引出或不完全。早产儿易发生脑室周围 - 脑室内出血及脑室周围白质软化。

（8）免疫系统：早产儿非特异性与特异性免疫功能更差，IgG 和补体水平较足月儿更低，极易发生各种感染。

（9）能量及体液代谢：早产儿由于吸吮力弱，消化功能差，在生后数周内常不能达到需要量，因此需肠道外营养。

3. 护理要点

（1）保暖 { 1）一般体重小于 2000g 者，应尽早置于婴儿暖箱
2）婴儿暖箱的温度与患儿的体重、胎龄、日龄有关

（2）合理喂养 { 1）最好母乳喂养，无法母乳喂养者以早产儿配方乳为宜
2）喂乳量应根据消化道的消化及吸收能力而定
3）早产儿及时补充各种维生素

（3）维持有效呼吸 { 1）根据缺氧程度及用氧方法调整吸入氧浓度及用氧时间
2）切忌常规给氧，血气监测下用氧，防止氧中毒
3）呼吸暂停者给予拍打足底等处理，必要时氨茶碱静脉注入

（4）预防感染 { 1）严格执行消毒隔离制度
2）加强皮肤、脐带护理

第二节　新生儿呼吸窘迫综合征患儿的护理

（一）临床特点

症状多于出生后 2~6 小时内出现，主要表现为进行性加重的呼吸困难，难以纠正的低氧血症、鼻扇、吸气性三凹征和明显呼气性呻吟。听诊两肺呼吸音减低；心音减弱、胸骨左缘可闻及收缩期杂音。重者多于 3 日内死亡。胸部 X 线检查为毛玻璃样改变，支气管充气征，白肺。

（二）护理要点

1. 保持呼吸道通畅 { （1）体位正确，头稍后仰，使气道伸直
（2）及时清除口、鼻、咽部分泌物

2. 供氧和辅助呼吸 { (1) 根据病情及血气分析的结果,选择不同供氧方法
(2) PaO_2 维持在 6.7kPa~10.6kPa(50~80mmHg),经皮血氧饱和度 90%~95% 为宜

3. 用药及护理 { (1) 协助医生尽早将 PS 经气管插管直接滴入肺内
(2) 用药后 4~6 小时内不宜气道内吸引

4. 减少对患儿的干扰 { (1) 吸痰、听诊、触摸
(2) 防止 PaO_2 的降低

第三节　新生儿缺氧缺血性脑病患儿的护理

(一) 临床特点

1. 轻度　表现为兴奋、易激惹,肌张力正常或稍高,拥抱反射活跃,无惊厥。症状多在 3 天内逐渐消失,预后良好。

2. 中度　表现为嗜睡、反应迟钝等抑制状态,肌张力降低,前囟张力正常或稍高,吸吮反射和拥抱反射减弱。瞳孔缩小,对光反应迟钝等,可出现惊厥。症状持续 7~10 天左右,可能遗留后遗症。

3. 重度　表现为意识不清,昏迷状态,肌张力低下,呼吸暂停,惊厥频繁。吸吮、拥抱反射消失。死亡率高,存活者多留有严重的后遗症。

(二) 护理要点

1. 加强监护 { (1) 严密监护呼吸、心率、血氧饱和度、血压等
(2) 观察意识、瞳孔、前囟张力、肌张力及抽搐等症状
(3) 观察药物反应

2. 支持疗法 { (1) 维持良好通气、换气功能,保持 PaO_2、$PaCO_2$、pH 在正常范围
(2) 维持脑和全身良好的血液灌注
(3) 纠正低血糖,维持血糖在正常高值

3. 治疗脑水肿 { (1) 严格控制液体入量
(2) 有颅内高压者可用呋塞米静脉推注
(3) 严重者可用 20% 甘露醇静脉推注
(4) 一般不主张使用糖皮质激素

4. 康复干预 { (1) 疑有功能障碍者,固定肢体于功能位
(2) 早期给予动作训练和感知刺激,促进脑功能恢复
(3) 恢复期指导家长掌握康复干预的措施,坚持定期随访

第四节　新生儿颅内出血患儿的护理

(一) 临床特点

颅内出血的症状、体征与出血部位及出血量有关,一般生后 1~2 天内出现。常见的症状与体征有:①颅内压增高症:脑性尖叫、呕吐、前囟隆起、血压增高、惊厥、角弓反张等;②呼吸改变:呼吸增快或减慢、不规则或呼吸暂停等;③意识改变:激惹、嗜睡或昏迷等;④眼征:双目凝视、斜视、眼球上转困难、眼球震颤等;⑤瞳孔:不等大,对光反应消失;⑥肌张力:增高、减弱或消失;⑦其他:不明原因的苍白、贫血和黄疸。

(二) 护理要点

1. 体位 { (1) 绝对静卧,抬高头部,减少噪声
(2) 保持头呈正中位,以免颈动脉受压

2. 病情观察 {(1) 注意生命体征的变化,定期测量头围
(2) 及时记录阳性体征并与医生取得联系

第五节　新生儿黄疸患儿的护理

（一）临床特点

1. 新生儿黄疸分类　见表 5-2。

表 5-2　新生儿黄疸分类

临床特点	生理性黄疸	病理性黄疸
黄疸出现时间	生后 2~3 天	生后 24 小时内
黄疸高峰时间	生后 4~5 天	每天增加大于 5mg/dl
黄疸程度	轻→中度,颜面→躯干	中→重度,延及手心、足心
总胆红素	足月儿＜ 221μmol/L,早产儿＜ 257μmol/L,每天胆红素上升＜ 5mg/dl	足月儿＞ 221μmol/L,早产儿＞ 257μmol/L,结合胆红素＞ 2mg/dl
黄疸持续时间	足月儿＜ 2 周,早产儿＜ 4 周	黄疸迁延或进行性加剧,或退而复现
伴发症状	无,一般情况良好	有,如贫血、水肿、肝脾大等

2. 胆红素脑病　是指血中游离非结合胆红素通过血 - 脑脊液屏障引起的脑组织的病理性损害,又称核黄疸。多发生在早期新生儿,早产儿尤易发生。患儿可出现嗜睡、拒乳、反应差,以后可出现发热、凝视、角弓反张甚至抽搐等症状。存活者常出现某些神经系统损害症状,如表现为持久性锥体外系神经异常、眼球运动障碍、徐动症和智力落后。

（二）护理要点

1. 病情观察 {(1) 注意皮肤、巩膜、大小便颜色变化和神经系统的表现
(2) 及时记录阳性体征并与医生取得联系

2. 其他 {(1) 实施光照疗法和换血疗法
(2) 遵医嘱给予白蛋白和肝酶诱导剂
(3) 纠正酸中毒
(4) 尽早开始喂养,促进胎便排出

第六节　新生儿败血症患儿的护理

（一）临床特点

1. 产前、产时感染一般在出生后 3 天内发病,产后感染多在出生 3 天以后发病。
2. 表现特点是非特异性。
3. 早期表现为精神欠佳、哭声减弱、体温异常等,转而发展为精神萎靡、嗜睡、拒乳、不哭、不动。
4. 未成熟儿则表现为体温低于正常,出现病理性黄疸,并随着病情进展而加深,严重者可有惊厥、昏迷、出血、休克、呼吸异常等。

（二）护理要点

1. 维持体温稳定 {(1) 体温低或体温不升时,及时予以保暖措施
(2) 维持体温的护理
(3) 体温过高时行物理降温及多喂开水

2. 对症支持治疗
- (1) 维持生命体征,供给足够热能和液体
- (2) 及时纠正休克、酸中毒和电解质紊乱
- (3) 必要时输注新鲜血浆或全血、粒细胞及血小板
- (4) 早产儿可静脉注射免疫球蛋白

3. 清楚局部病灶
- (1) 及时处理脐炎、鹅口疮、脓疱疮、皮肤破损等
- (2) 促进皮肤早日愈合
- (3) 防止感染继续蔓延扩散

第七节　新生儿寒冷损伤综合征患儿的护理

(一) 临床特点

1. 全身表现为食欲差或拒乳、反应差、哭声低、心音低钝、心率减慢、尿少、体温常低于 35℃,重症患儿低于 30℃。

2. 局部表现为皮肤发凉、硬肿,颜色暗红,不易捏起,按之如硬橡皮。

3. 硬肿的发生顺序一般为:小腿→大腿外侧→下肢→臀部→面颊→上肢→全身。

4. 严重者可导致休克、肺出血、心力衰竭、弥散性血管内凝血及急性肾衰竭等多脏器损害而危及生命。

(二) 护理要点

1. 复温
- (1) 逐步复温,循序渐进
- (2) 肛温为 30~34℃,6~12 小时恢复正常体温
- (3) 肛温 < 30℃,于 12~24 小时体温达到正常
- (4) 无条件者可母亲怀抱、热水袋、热炕、电热毯等保暖复温

2. 保证热量供给
- (1) 热量供给从每日 210kJ/kg(50kcal/kg)开始
- (2) 随体温上升逐渐增加
- (3) 喂养困难者可给予部分或完全静脉营养

第八节　新生儿坏死性小肠结肠炎患儿的护理

(一) 临床特点

1. 足月儿　可表现为腹胀、呕吐、便血,腹壁静脉显露、红斑或淤青,肠鸣音减弱。

2. 早产儿　大多表现为喂养不耐受、胃潴留。非特异性症状可出现呼吸暂停、精神萎靡、体温不稳定、低血压。肠穿孔发生率高。

(二) 护理要点

1. 减轻腹胀、腹痛,控制腹泻
- (1) 疑似者禁食 3 天,确诊者 7~10 天,重症 14 天或更长
- (2) 禁食期间需行胃肠减压,观察腹胀情况和引流物
- (3) 根据细菌培养及药敏试验结果选择敏感抗生素

2. 补充液体,维持营养
- (1) 禁食期间予以静脉营养维持能量及水、电解质平衡
- (2) 注意补充必需氨基酸、脂肪酸和维生素
- (3) 休克者给予抗休克治疗

3. 密切观察病情
- (1) 严密观察生命体征
- (2) 注意观察大便次数、性质、颜色及量
- (3) 详细记录,及时正确留取大便标本送检

第九节　新生儿低血糖患儿的护理

(一) 临床特点

多数无症状或无特异性症状,表现为反应差或烦躁、淡漠、嗜睡、喂养困难、哭声异常、肌张力低、激惹、惊厥、呼吸暂停等。经补充葡萄糖后症状消失、血糖恢复正常。如反复发作,需考虑先天性内分泌疾病和代谢缺陷引起。

(二) 护理要点

1. 保证能量供给 {(1) 出生后能进食者提倡尽早喂养 (2) 定期监测血糖

2. 密切观察病情 {(1) 随时观察患儿反应,注意有无震颤、多汗、呼吸暂停等 (2) 对呼吸暂停者立即进行刺激皮肤、托背、吸氧等处理

第十节　新生儿重症监护及护理

(一) 监护对象

1. 需要进行呼吸管理的新生儿。

2. 病情不稳定,需要急救的新生儿。

3. 胎龄 < 30 周、生后 48 小时内,或胎龄 < 28 周、出生体重 < 1500g 所有新生儿。

4. 大手术后,尤其是术后 24 小时内的患儿。

5. 严重器官功能衰竭及需要全胃肠外营养、换血者。

(二) 监护内容

1. 心脏监护　持续监护危重儿的心电活动,心率、心律、波形改变。

2. 呼吸监护

(1) 呼吸运动监护:监测呼吸频率及呼吸波形,发出呼吸暂停的报警信号。

(2) 通气量及呼吸力量监护:持续监护机械通气患儿的气体流速、气道压力。

(3) 经皮血氧饱和度、心率、呼吸的监护。

3. 血压监护

(1) 直接测压法:创伤性测压法。

(2) 间接测压法:无创性测压法,传统的袖带测压。

4. 体温监护

5. 经皮血气分析监护

6. 微量血液生化

7. 影像学检查

第二部分　习　　题

【A1/A2 型题】

1. 高危儿的定义应**除外**
   A. 高危妊娠孕妇分娩的新生儿　　　　B. 异常分娩和剖宫产儿
   C. 有疾病的新生儿　　　　　　　　　D. 出生 Apgar 评分 8 分
   E. 孕妇过去有死胎、流产史

2. 早产儿易有以下并发症,**除外**
   A. 低血糖　　　　　　B. 先天畸形　　　　　　C. 呼吸暂停

D. 肺透明膜病　　　　　　　　　E. 围生期窒息

3. 关于早产儿特点,下列选项**错误**的是
   A. 易发生低血糖、低血钙和低血钠症
   B. 易出现晚期酸中毒
   C. 呼吸暂停多发生在生后 15 天内,都为生理性
   D. 肝功能不成熟,生理性黄疸重
   E. 水需要量相对大,每天 120~150ml/kg

4. 下述选项关于早产儿的描述**错误**的是
   A. 乳腺无结节　　　　　　　　　B. 指(趾)甲未达到指(趾)尖
   C. 耳壳软,可折叠　　　　　　　D. 睾丸已下降
   E. 足底纹理少

5. 新生儿缺氧缺血性脑病下列描述**不正确**的是
   A. 有宫内窘迫或出生时窒息史　　B. 多见于早产儿
   C. 可出现意识障碍　　　　　　　D. 原始反射减弱或消失
   E. 肌张力增高或减弱

6. 下列**不是**新生儿缺氧缺血性脑病的特异性表现的是
   A. 意识改变　　　　　B. 瞳孔改变　　　　　C. 肌张力改变
   D. 惊厥　　　　　　　E. 体温改变

7. 下列与重度缺氧缺血性脑病的临床诊断**不相符**的是
   A. 昏迷　　　　　　　B. 肌张力低下　　　　C. 瞳孔对光反应消失
   D. 体温正常　　　　　E. 肌张力正常

8. 下列检查对新生儿缺氧缺血性脑病的诊断**无帮助**的是
   A. 头颅超声　　　　　B. 头颅摄片　　　　　C. 头颅 CT
   D. 头颅磁共振　　　　E. 脑电图

9. 下列**不符合**轻度缺氧缺血性脑病的诊断的是
   A. 肌张力正常　　　　B. 脑神经反射正常　　C. 易激惹
   D. 瞳孔固定　　　　　E. MORO 反射增强

10. 关于影响胆红素代谢的因素,下面选项**不正确**的是
    A. 红细胞数相对较多且寿命较长
    B. 血红素加氧酶在生后含量高
    C. 肝细胞内 Y、Z 蛋白含量低
    D. 尿苷二磷酸葡萄糖醛基转移酶的量及活力不够
    E. 肠肝循环特殊

11. 关于新生儿病理性黄疸的特点正确的选项是
    A. 黄疸多在生后 24 小时内出现　　B. 胆红素每日上升不超过 5mg/dl
    C. 黄疸 2 周消失　　　　　　　　　D. 黄疸持续时间超过 1 周
    E. 早产儿黄疸于 3 周内逐渐消退

12. 一新生儿于生后 24 小时内出现黄疸,最恰当的处理是
    A. 正常现象,可暂时观察　　　　　B. 做细菌培养及药敏试验
    C. 肝功能血清学检查　　　　　　　D. 检测母子血型
    E. 肝胆 B 超

13. 患儿出生后 6 小时即发现皮肤有黄染,应首先考虑的诊断是
    A. 生理性黄疸　　　　　　　　B. 败血症　　　　　　　　C. CMV 感染
    D. 新生儿溶血症　　　　　　　E. 母乳性黄疸

14. 处理新生儿生理性黄疸最常用的方法是
    A. 使用白蛋白　　　　　　　　B. 使用血浆　　　　　　　C. 光照疗法
    D. 使用能量合剂　　　　　　　E. 以上都不是

15. 下列选项**不是**光疗副作用的是
    A. 青铜症　　　　　　　　　　B. 皮疹　　　　　　　　　C. 肝脾增大
    D. 腹泻　　　　　　　　　　　E. 发热

16. 关于蓝光照射,下列说法**错误**的是
    A. 光疗以蓝光最为有效,其波长在 510~530nm
    B. 光疗使 4Z,15Z- 胆红素转变为 4Z,15E- 胆红素异构体和光红素
    C. 光疗时应注意保护患儿双眼
    D. 光疗可增加不显性失水
    E. 双面光疗疗效优于单面光疗

17. 一新生儿确诊为 Rh 溶血病,有胎儿水肿、黄疸及贫血,出生后 4 小时测胆红素为 106μmmol/L,
此时应采取的措施是
    A. 蓝光照射　　　　　　　　　B. 换血　　　　　　　　　C. 输白蛋白
    D. 输血浆　　　　　　　　　　E. 纠正贫血

18. 新生儿生理性黄疸的主要原因是
    A. 喂奶较迟　　　　　　　　　B. 胎便排出延迟　　　　　C. 红细胞破坏增多
    D. 肠道内细菌过少　　　　　　E. 母婴血型不合

19. 新生儿败血症的诊断,**不正确**的是
    A. 精神不振,拒食,面色青灰　　B. 体温一定高　　　　　　C. 出现黄疸,肝脾大
    D. 小儿往往有脐炎　　　　　　E. 可并发核黄疸

20. 关于新生儿败血症,以下选项**错误**的是
    A. 由于新生儿免疫功能不完善,故易患败血症
    B. 我国新生儿败血症引起高胆红素血症时,有可能并发核黄疸
    C. 新生儿败血症出现硬肿是感染的严重表现
    D. 我国新生儿败血症最常见的病原菌是 B 组溶血性链球菌
    E. 血培养阳性是新生儿败血症的可靠诊断依据

21. 关于肺泡表面活性物质,下列说法正确的是
    A. 是由 I 型肺泡细胞产生的　　　　　　B. 是由 II 型肺泡细胞产生的
    C. 是呼吸道上皮细胞分泌产生的　　　　D. 是由呼吸道上皮细胞分泌产生的
    E. 以上说法全不正确

22. 在新生儿寒冷损伤综合征的病情分度中,下列临床表现均可作为分度依据之一,但**除外**
    A. 肛温　　　　　　　　　　　B. 腋 - 肛温差　　　　　　C. 硬肿硬度
    D. 硬肿范围　　　　　　　　　E. 器官功能改变

23. 早产儿易发生低体温,其原因有以下几个方面,但**除外**
    A. 体温调节中枢发育不成熟　　　　　　B. 寒战是其主要的产热方式
    C. 能量储备少,产热不足　　　　　　　D. 产热以棕色脂肪产热为主
    E. 皮肤体表面积相对较大,血流丰富,易于散热

24. 新生儿硬肿症治疗首先是

    A. 补液   B. 喂养   C. 复温

    D. 抗生素   E. 肾上腺皮质激素

25. 新生儿硬肿症有下列特点,但**除外**

    A. 常因寒冷、感染、早产引起

    B. 大多数患儿伴有低体温

    C. 凡有皮下脂肪积聚的部位均可发生硬肿

    D. 可伴有水肿

    E. 硬肿部位可有波动

26. 关于新生儿颅内出血,下列选项**不太可能**导致新生儿颅内出血的是

    A. 产伤   B. 缺氧酸中毒

    C. 生理性黄疸   D. 输注高渗液体

    E. 胎龄为 32 周的早产儿

27. 下列情况下新生儿颅内出血的预后较差,但**除外**

    A. 蛛网膜下腔少量出血

    B. 早产儿颅内出血

    C. 20 分钟 Apgar 评分过低的新生儿颅内出血

    D. 大量脑室内出血且伴脑室扩大

    E. 极低体重儿的颅内出血

28. 根据头颅 CT 图像对新生儿脑室周围-脑室内出血的分类,下列选项**错误**的是

    A. Ⅰ级,脑室管下出血   B. Ⅱ级,脑室内出血,无脑室扩张

    C. Ⅲ级,脑室内出血,伴脑室扩张   D. Ⅳ级,脑室内出血

    E. 据 CT 图像常可将其分为四级

29. 新生儿出生时有窒息,经抢救 2~4 分钟后呼吸恢复,生后 5 小时出现烦躁、尖叫、囟门饱满、拥抱反射消失,最可能诊断是

    A. 新生儿败血症   B. 新生儿脑膜炎   C. 新生儿颅内出血

    D. 新生儿低血钙   E. 新生儿低血糖

30. 下列临床表现**不是**新生儿颅内出血的临床表现的是

    A. 激惹、过度兴奋   B. 黄疸   C. 呼吸暂停

    D. 贫血   E. 腹泻

31. 关于新生儿重症监护,下列说法**不妥**的是

    A. 新生儿重症监护已被广泛认为是最高等级的治疗措施

    B. 早产儿均需要进行重症监护

    C. 体温监测亦属监护内容之一

    D. 呼吸监护是新生儿重症监护的重要内容之一

    E. 重度窒息儿均需要进行重症监护

32. 在新生儿刚娩出需应用呼吸囊正压通气时,应遵循以下操作方法,但有一点**不妥**的是

    A. 首先应使新生儿处于颈部仰伸体位,并吸净气道分泌物,以确保气道通畅

    B. 操作者站于新生儿头侧或左侧,便于操作和观察胸廓

    C. 选择适当大小的面罩或气管导管

    D. 应用 30%~40% 的氧浓度,压力通常选用 15~40cmH$_2$O(1.47kPa~3.92kPa)

    E. 通气频率一般为 40 次 / 分

33. 新生儿窒息的复苏必须熟悉病史,认真掌握复苏原则及技术要点,下面选项**不符合**复苏要求的是

    A. 清理气道,先吸鼻腔,再吸口腔

    B. 复苏措施的实施应根据呼吸、心率、肤色

    C. 重度窒息,Apgar 评分 3 分以下,应尽快建立有效通气,进行 ET

    D. 心外按压有效以可触摸到动脉搏动

    E. 用复苏面罩进行正压通气时,应插胃管以免气体进入胃内

34. 女婴生后 6 天,阴道少量流血 1 天,无其他出血倾向,无贫血,吃奶好,大便正常,此诊断考虑为

    A. 自然出血症   B. 维生素 K 缺乏   C. 假月经

    D. 真月经   E. 血尿待查

35. 新生儿 8 天,出生后 3 天出现黄疸,现仍明显,体温 36.5℃,吃奶正常,血白细胞 12×10^9/L,血清总胆红素 201μmol/L,最可能的诊断为

    A. 肝炎   B. 败血症   C. 胆道畸形

    D. 生理性黄疸   E. G-6-PD 缺乏

36. 早产儿,早破膜 28 小时,正常产,生后 3 天始终不哭、拒乳。查体:反应差,体温为 35.5℃,皮肤中度黄染,前囟平,心肺正常,肝肋下 2.0cm,血型 O 型,白细胞 4×10^9/L,总胆红素 212.5μmol/L,最可能的诊断是

    A. ABO 溶血病   B. 新生儿 Rh 溶血病   C. 新生儿硬肿症

    D. 新生儿败血症   E. 核黄疸

37. 10 天新生儿,近 4 天吃奶不好,抽搐 2 次。周身皮肤黄染,脐部少许脓性分泌物,前囟较饱满,颈部有抵抗感,白细胞 25.0×10^9/L、中性粒细胞比例 74%,诊断考虑

    A. 新生儿败血症、脐炎   B. 新生儿败血症、颅内出血

    C. 新生儿败血症、低钙抽搐   D. 新生儿败血症、化脓性脑膜炎

    E. 新生儿败血症、肝炎

38. 生后 10 天患儿,近 4 天吃奶不好,周身凉,哭声弱,抽搐 1 次,查体:面色发灰,皮肤明显黄染,脐窝少许脓性分泌物,前囟饱满,为明确诊断首先检查的项目是

    A. 血糖测定及胰岛素定量   B. 血钙、磷及碱性磷酸酶定量

    C. 血镁定量   D. 脑 B 超或脑 CT 检查

    E. 血细菌培养及脑脊液检查

39. 曾有一窒息的新生儿,经抢救后数小时突然烦躁不安前囟微隆,拥抱反射消失,最大可能是

    A. 新生儿败血症   B. 新生儿脑膜炎   C. 新生儿低血糖

    D. 新生儿颅内出血   E. 新生儿破伤风

【A3/A4 型题】

(40~42 题共用题干)

一男婴,孕 35 周分娩出生。出生体重 1400g。生后 1 天,吸吮欠佳。睾丸未降,皮肤毳毛多。

40. 判断应为

    A. 足月儿   B. 早产儿   C. 超低出生体重儿

    D. 足月小样儿   E. 正常出生体重儿

41. 拟补给液体,其需要量为

    A. 每日液量 50ml/kg   B. 每日液量 60ml/kg

    C. 每日液量 70~100ml/kg   D. 每日液量 120ml/kg

E. 每日液量 120~150ml/kg

42. 此患儿易有以下并发症，**除外**

    A. 低血糖   B. 先天畸形   C. 呼吸暂停

    D. 肺透明膜病   E. 围生期窒息

（43~45 题共用题干）

女，5 天，拒食、反应差 1 天，皮肤黄染并加深 10 小时。面部、颈部散在小脓疱，心肺无异常，脐部稍湿，肝右肋下 1.5cm。

43. 下列可快速监测致病菌的是

    A. 血培养   B. 脐分泌物培养

    C. 脓汁培养   D. 免疫荧光法测细菌抗原

    E. 血白细胞层涂片找细菌

44. 最易出现的并发症是

    A. 化脓性脑膜炎   B. 支气管肺炎   C. 肺脓肿

    D. 肝脓肿   E. 骨髓炎

45. 应首选的抗生素是

    A. 头孢噻肟   B. 阿米卡星   C. 氯霉素

    D. 红霉素   E. 林可霉素

（46~47 题共用题干）

男，2 天，母乳喂养，吃奶少，反应差，体温不升，皮肤巩膜中度黄染，两下肢轻度水肿，脐周红肿，脐窝少许分泌物，稍臭，腹软，肝肋下 3cm，脾肋下 2cm。

46. 最可能诊断为

    A. 母乳性黄疸   B. 新生儿溶血病

    C. 新生儿败血症   D. 新生儿肝炎

    E. 新生儿硬肿症

47. 最根本的治疗措施是

    A. 光疗   B. 输血浆或鲜血

    C. 选择敏感抗生素   D. 供应足够热卡，注意保暖

    E. 换血

【B 型题】

（48~50 题共用备选答案）

    A. 2~3 天   B. 10 天左右   C. 2~3 个月

    D. 6 个月以内   E. 1 岁左右

48. 小儿生理性黄疸多发生于出生后

49. 小儿生理性腹泻多见于出生后

50. 小儿出现生理性贫血的时间多在出生后

（51~53 题共用备选答案）

    A. 生理性黄疸   B. 新生儿溶血症

    C. 新生儿败血症   D. 新生儿胆道闭锁

    E. 母乳性黄疸

51. 生后 24 小时内出现黄疸，进行性贫血，肝脾大提示

52. 生后 2 周左右出现黄疸，肝脏进行性增大，粪便呈灰白色提示

53. 母乳喂养后 4~5 天出现黄疸，患儿一般状态良好，停喂母乳黄疸下降提示

第三部分 习题答案

1. D   2. B   3. C   4. D   5. B   6. E   7. E   8. B   9. D   10. A
11. A   12. D   13. D   14. E   15. C   16. A   17. B   18. C   19. B   20. D
21. B   22. C   23. B   24. C   25. E   26. C   27. A   28. D   29. C   30. E
31. B   32. D   33. A   34. C   35. D   36. D   37. D   38. E   39. D   40. B
41. C   42. B   43. D   44. A   45. A   46. C   47. C   48. A   49. D   50. C
51. B   52. D   53. E

（张　瑛）

第六章
营养障碍性疾病患儿的护理

第一部分 学 习 要 点

第一节 儿童能量与营养需求

（一）能量代谢

儿童对能量的需要包括以下 5 个方面：

1. 基础代谢率 基础代谢率的能量需要约占总能量的 50%。婴幼儿基础代谢相对较成人高 10%~15%。

2. 食物热力作用 婴儿食物中蛋白质含量较高,食物热力作用占总能量的 7%~8%,年长儿的膳食为混合食物,此项能量消耗约占 5%。

3. 生长发育 为儿童特有的能量需要,与小儿生长速度呈正比。婴儿所需占总能量的 25%~30%。

4. 活动消耗 占总能量的 15%~25%。

5. 排泄消耗 约占总能量的 10%。

（二）宏量营养素

1. 碳水化合物 是供能的主要来源,1g 碳水化合物产能约 4kcal(16.8kJ)。儿童 2 岁以上儿童膳食中糖类所产的能量占总能量的 55%~65%。

2. 脂类 包括脂肪和类脂,是机体的第二供能营养素,占总能量的 25%~30%。1g 脂肪产能约 9kcal(37.8kJ)。

3. 蛋白质 占总能量的 8%~15%。1g 蛋白质产能约 4kcal(16.8kJ)。

（三）微量营养素

1. 维生素 维生素不能提供能量,可分为脂溶性和水溶性维生素。维生素 A、维生素 D、维生素 C、维生素 B_1 是儿童容易缺乏的维生素。

2. 矿物质 体内含量大于 0.01% 的各种元素称为常量元素(minerals)。含量小于 0.01% 的称为微量元素(trace elements)。铁、碘、锌缺乏是全球最主要的微量营养素缺乏病。

（四）其他膳食成分

1. 膳食纤维 分为可溶性膳食纤维与不溶性膳食纤维。美国儿科学会建议,小儿饮食纤维素 0.5g/kg,每日 35g。

2. 水 婴儿新陈代谢旺盛,每日需水 150ml/kg,以后每 3 岁减少 25ml/kg,9 岁时每日需水 75ml/kg,至成人则每日需水 45~50ml/kg。

第二节　儿童喂养与膳食安排

(一) 母乳喂养

1. **母乳的分期**　初乳(产后5天内分泌的乳汁)、过渡乳(产后5~10日分泌的乳汁)、成熟乳(产后11天后分泌的乳汁)。

2. **母乳的特点**

(1) 营养丰富：以乳清蛋白为主,消化利用率高于牛乳。母乳中不饱和脂肪酸较多,有助于脂肪的消化吸收。乳糖含量高,促进双歧杆菌的生长。母乳中除维生素K和B族维生素含量较低外,其他维生素均可满足婴儿生长发育所需。矿物质丰富,对小儿骨骼生长和智力发育均有重要作用,母乳中钙磷含量低于牛乳,但两者比例合适(钙磷比例为2:1),易于儿童消化吸收。

(2) 生物作用：母乳中含有大量免疫物质,尤其初乳中含量更高,减少消化道感染、呼吸道感染和皮肤感染。母乳中含有生长调节因子,对细胞增殖和发育具有重要作用。

3. **母乳喂养方法**　包括：①做好产前准备,贮存脂肪以供哺乳能量的消耗;②产后早吸吮对成功建立母乳喂养十分重要;③促进泌乳,3个月内的婴儿按需哺乳每日不少于8次,乳母身心愉快、充足睡眠、合理营养可促进泌乳;④掌握正确的喂哺姿势和含接姿势;⑤断乳时机:婴儿6月龄内应纯母乳喂养,从6月龄引入其他食物即断乳的开始,断乳首选配方奶;⑥母乳喂养的优点:母乳营养素及比例适宜,生物利用率高,适合婴儿消化吸收;含有多种免疫活性物质,可增强婴儿抗病能力。母乳喂养经济、安全、便捷,不易污染,温度适宜。母亲产后哺乳可促进子宫复旧、体形恢复,减少癌症风险。母乳喂养增进母婴感情,有利于婴儿心理和智能发育。

(二) 部分母乳喂养

包括补授法和代授法。

(三) 人工喂养

1. **配方奶**　人工喂养应首选配方奶。

2. **牛乳**　若无条件选用配方奶而采用牛乳喂养时必须进行改造,使其更接近婴儿的营养需要,应进行加热、加糖、加水。

3. **治疗性配方奶**　水解蛋白配方适用于牛奶蛋白过敏的婴儿。对有乳糖不耐受的婴儿应使用无乳糖配方奶。确诊苯丙酮尿症的婴儿应使用低苯丙氨酸配方奶。

(四) 食物转换

建议开始引入非乳类泥糊状食物的月龄为6月龄。第一阶段食物应首先选择强化铁的米粉,其次为根茎类蔬菜和水果。7~9月龄逐渐引入第二阶段食物,包括动物性食物和豆制品,动物性食物添加的顺序为蛋黄泥、鱼泥、全蛋、肉末。添加辅食应根据婴儿营养需要及消化能力,遵循从少到多、从稀到稠、从细到粗、从一种到多种循序渐进的原则,注意培养婴儿的进食技能。

第三节　蛋白质-能量营养不良患儿的护理

(一) 临床特点

蛋白质-能量营养不良是由于多种原因引起能量和(或)蛋白质缺乏所致的一种营养缺乏症,多见于3岁以下婴幼儿。临床表现为体重不增、体重下降、皮下脂肪消减(首先是腹部)等,严重营养不良分为消瘦型、水肿型和混合型。喂养不当是婴幼儿营养不良的重要原因。

(二) 相关鉴别

根据病史、体格检查、喂养史、临床症状及体征诊断蛋白质-能量营养不良并不难,但需注意鉴别原发性和继发性营养不良,对轻症患儿注意早期识别、尽早干预。

(三) 护理要点

1. 维持均衡营养
   - (1) 由少到多、由稀到稠、循序渐进、逐步补充
   - (2) 根据相应年龄的平均体重计算并提供足量的能量和蛋白质
   - (3) 鼓励 6 个月以内婴儿纯母乳喂养
   - (4) 严重营养不良患儿可给予特别配方食物
   - (5) 少量多餐,选择适合患儿消化能力和符合营养需要的食物
   - (6) 严密监测电解质、心脏功能及喂养耐受性

2. 促进生长发育
   - (1) 合理安排生活作息
   - (2) 适当户外活动和体格锻炼
   - (3) 定期监测体格发育指标

3. 预防感染
   - (1) 预防呼吸道感染:保护性隔离,保持室内空气新鲜
   - (2) 预防消化道感染:注意饮食和个人卫生,做好口腔护理
   - (3) 预防皮肤感染:保持皮肤清洁干燥,注意衣服、被褥清洁

4. 防治并发症
   - (1) 观察贫血征兆,遵医嘱用药和输血
   - (2) 观察低血糖表现,遵医嘱给予葡萄糖溶液静脉注射
   - (3) 观察维生素 A 缺乏表现,给予眼膏保护眼角膜
   - (4) 观察酸中毒表现,遵医嘱给予碱性溶液静脉输注

5. 健康教育
   - (1) 讲解营养不良疾病知识
   - (2) 鼓励母乳喂养,及时添加辅食
   - (3) 指导合理喂养,纠正不良饮食习惯
   - (4) 合理安排生活作息,纠正不良生活习惯
   - (5) 加强体格锻炼,按时预防接种
   - (6) 做好生长发育监测

第四节　单纯性肥胖患儿的护理

(一) 临床特点

儿童单纯性肥胖是由于长期能量摄入超过人体的消耗,使体内脂肪过度积聚、体重超过参考范围的一种营养障碍性疾病。以营养过剩、消耗不足和生长发育异常,造成全身脂肪组织过度积聚为特征,与生活方式密切相关。肥胖是由遗传和环境因素相互作用所致的多基因复杂性疾病,营养摄入失衡是导致儿童肥胖症最主要的因素。儿童体重超过参考人群同性别、同年龄的 10%~19% 为超重,超过 20% 为肥胖。20%~29% 为轻度肥胖,30%~49% 为中度肥胖,超过 50% 为重度肥胖。

(二) 相关鉴别

注意与继发性肥胖鉴别。

1. 甲状腺功能减退时体脂主要在面部和颈部,常伴有黏液水肿、生长发育低下,基础代谢率和食欲均低下。

2. 垂体及下丘脑病变引起的肥胖称为肥胖性生殖无能症,其体脂分布以颈、颏下、乳、髋及大腿上部最明显,手指部尖细,有颅内病变及生殖腺发育迟缓。

3. 肾上腺皮质肿瘤及长期应用肾上腺皮质激素可引起库欣综合征,两颊、颏下积脂较多,胸背体脂较厚,常伴有高血压、皮肤红紫、毛发增多和生殖器早熟等现象。

4. 糖原累积肝脏　可见面容肥硕,下腹部及耻骨区积脂尤甚。

5. 肥胖综合征　Prader-Willi 综合征是一种先天代谢病,从婴儿晚期开始肥胖,有肌张力低下、

体格矮小、小手足、智能低下及生殖腺发育不全、斜视等,往往到青年期并发糖尿病。Lauience-Moon-Biedl 综合征是一种多发性畸形,包括指趾畸形、肥胖、视觉障碍及智力低下等。

(三) 护理要点

1. 调整饮食
(1) 低热量、低脂肪、低碳水化合物、高蛋白,适量微量元素和维生素
(2) 控制饮食先以体重不增为目标,再逐渐减少热量摄入
(3) 碳水化合物、蛋白质、脂肪比例为 45∶35∶20,优质蛋白质 50% 以上
(4) 个性化膳食,早餐、点心、午餐、晚餐比例为 25%、10%、35%、30%
(5) 饮食多样化,与口味相适应

2. 增加运动
(1) 运动方式:有氧运动、力量训练,增加日常活动、减少静坐行为
(2) 运动强度:达到最大心率的 50%~60%
(3) 运动频率和时间:每周 3~5 次,每次 1~2 小时,3 个月为一个阶段,1 年为一个周期

3. 心理干预
(1) 行为干预:调整饮食和生活行为。制订饮食和运动计划,建立肥胖日记,做好自我监测
(2) 心理护理:引导患儿正视自我,消除不良心态。培养良好的品格和人际关系。鼓励参加力所能及的活动,及时表扬患儿进步

4. 健康教育
(1) 讲解肥胖相关疾病知识,提高保健意识
(2) 帮助患儿树立信心,启发自我管理
(3) 合理控制膳食,养成良好进食习惯
(4) 帮助患儿评价治疗情况,建立良好行为及饮食习惯
(5) 做好生长发育监测

第五节　维生素 D 缺乏性疾病患儿的护理

(一) 维生素 D 缺乏性佝偻病患儿的护理

1. 临床特点　维生素 D 缺乏性佝偻病是由于儿童体内维生素 D 不足导致钙磷代谢紊乱,使骨骺端软骨板不能正常钙化,造成以骨骼病变为特征的慢性疾病,多见于婴幼儿。根据病情演变可将维生素 D 缺乏性佝偻病分为初期、激期、恢复期、后遗症期。初期主要表现为神经精神兴奋性增高,激期可出现骨骼改变和运动功能发育迟缓。

2. 相关鉴别　注意与维生素 D 依赖性佝偻病、低血磷抗维生素 D 佝偻病、肾性佝偻病、肝性佝偻病、黏多糖病、软骨营养不良、先天性甲状腺功能减退症、脑积水等疾病进行鉴别。

3. 护理要点

(1) 补充维生素 D
1) 鼓励母乳喂养,及时添加辅食
2) 给予富含维生素 D 及钙磷的食物
3) 遵医嘱补充维生素 D 制剂,观察有无维生素 D 中毒

(2) 增加日光照射
1) 每日户外活动 1~2 小时
2) 注意根据季节特点安排户外活动

(3) 预防骨骼畸形及骨折
1) 衣着柔软、宽松
2) 避免久坐、早坐、早站、久站、早行走
3) 护理操作动作轻柔
4) 主动和被动运动

$$(4)\text{ 健康教育} \begin{cases} 1) \text{ 围生期坚持户外活动,进食富含钙磷和维生素 D 的食物} \\ 2) \text{ 婴幼儿期加强日光照射和补充维生素 D} \\ 3) \text{ 讲解维生素 D 服药注意事项} \\ 4) \text{ 指导体格锻炼方法及监测生长发育} \end{cases}$$

(二) 维生素 D 缺乏性手足搐搦症患儿的护理

1. 临床特点　维生素 D 缺乏性手足搐搦症又称佝偻病性低钙惊厥,是由于维生素 D 缺乏、血钙降低而引起神经 - 肌肉兴奋性增高,出现惊厥、手足搐搦等症状。该症为维生素 D 缺乏性佝偻病的伴发症状之一,多见于 6 个月以内的小婴儿。小婴儿主要表现为惊厥、喉痉挛,较大婴幼儿多表现为手足抽搐。患儿可有佝偻病的症状和体征。

2. 相关鉴别　此病需与引起惊厥、手足搐搦及喉痉挛这三大类似症状的疾病进行鉴别。需注意与各种急性病、癫痫、甲状旁腺功能低下、低血糖、低血镁、中枢神经系统感染等疾病引起的惊厥及手足搐搦进行鉴别。喉痉挛需与急性喉炎进行鉴别,急性喉炎是由于感染引起,出现声嘶、吸气性呼吸困难、犬吠样咳嗽等,但血钙正常,钙剂治疗无效。

3. 护理要点

$$(1)\text{ 预防窒息} \begin{cases} 1) \text{ 惊厥发作时患儿平卧} \\ 2) \text{ 惊厥停止后侧卧,清理分泌物及呕吐物} \\ 3) \text{ 喉痉挛时将舌体拉出口外} \\ 4) \text{ 备好气管插管、氧气、吸引器等物品} \end{cases}$$

$$(2)\text{ 预防受伤} \begin{cases} 1) \text{ 惊厥发作时就地抢救,不可移动、强按或约束肢体} \\ 2) \text{ 移开周围可能伤害患儿的物品} \\ 3) \text{ 勿将物品塞入患儿口中或强力撬开紧闭的牙关} \\ 4) \text{ 注意观察惊厥、手足搐搦、喉痉挛等发作时间及表现} \end{cases}$$

$$(3)\text{ 用药及护理} \begin{cases} 1) \text{ 遵医嘱给予镇静止惊药,常用地西泮静脉注射} \\ 2) \text{ 给予钙剂静脉缓慢输注} \\ 3) \text{ 注意观察心率及呼吸} \end{cases}$$

$$(4)\text{ 健康教育} \begin{cases} 1) \text{ 讲解疾病相关知识,指导急救处理措施} \\ 2) \text{ 指导维生素 D 及钙剂用药注意事项} \\ 3) \text{ 鼓励母乳喂养,进食富含维生素 D 及钙磷的食物} \\ 4) \text{ 加强体格锻炼,多晒太阳} \end{cases}$$

第六节　微量元素异常患儿的护理

(一) 锌缺乏症患儿的护理

1. 临床特点　锌缺乏症是由于锌摄入不足或代谢障碍导致体内锌缺乏,引起食欲减退、生长发育迟缓、皮炎和异食癖等临床表现的营养素缺乏性疾病,可出现消化功能减退、生长发育落后、智能发育延迟、免疫功能降低等。

2. 相关鉴别　根据缺锌的病史和临床表现、血清锌、锌剂治疗的有效性等,即可诊断有无锌缺乏症。

3. 护理要点

$$(1)\text{ 维持均衡营养} \begin{cases} 1) \text{ 鼓励母乳喂养} \\ 2) \text{ 及时添加辅食} \\ 3) \text{ 给予富含锌的食物} \end{cases}$$

(2) 促进生长发育 { 1) 培养良好生活作息
2) 加强体格锻炼,做好生长发育监测
3) 遵医嘱给予锌制剂,注意观察疗效及副作用

(3) 预防感染 { 1) 保持居室空气新鲜
2) 加强个人卫生
3) 做好食具消毒
4) 避免呼吸道及消化道感染

(4) 健康教育 { 1) 鼓励母乳喂养,及时添加辅食
2) 选择含锌高且易吸收的食物
3) 培养良好饮食习惯
4) 讲解锌制剂服药注意事项
5) 指导体格锻炼及监测生长发育

(二) 铅中毒患儿的护理

1. 临床特点　儿童铅中毒指体内铅负荷已处于有损儿童健康的危险水平。儿童对铅污染的反应与血铅无线性关系,表现各异,多呈非特异性表现。急性或亚急性中毒多因消化道吸收引起,出现呕吐、恶心、铅绞痛等症状。慢性中毒可影响儿童心理、行为及免疫力。

2. 相关鉴别

(1) 高铅血症:连续两次静脉血铅水平为 100~199μg/L。

(2) 铅中毒:连续两次静脉血铅水平等于或高于 200μg/L。依据血铅水平分为:①轻度铅中毒:血铅水平为 200~249μg/L;②中度铅中毒:血铅水平为 250~449μg/L;③重度铅中毒:血铅水平等于或高于 450μg/L。

3. 护理要点

(1) 促进生长发育 { 1) 脱离铅污染源
2) 加强体格锻炼,监测生长发育
3) 给予富含蛋白质和微量元素的食物
4) 遵医嘱给予驱铅治疗,观察用药效果和副作用

(2) 防治并发症 { 1) 严密观察病情变化
2) 准确留取和及时送检尿铅及血铅标本
3) 记录 24 小时出入量,观察尿液情况

(3) 健康教育 { 1) 讲解疾病相关知识,提高保健意识
2) 杜绝将铅尘带进儿童体内的行为
3) 正确洗手,注意个人卫生
4) 正确清洗玩具和用品
5) 避免进食含铅高的食物,多吃富含锌、铁、钙的食物
6) 保持清洁的居室卫生

第二部分 习　题

【A1/A2 型题】

1. 6 个月以内婴儿最佳的食物是
    A. 母乳
    B. 牛乳
    C. 羊乳
    D. 豆浆
    E. 配方奶

2. 营养不良患儿最早出现的症状是
    A. 身材矮小
    B. 体重不增
    C. 体重下降
    D. 皮下脂肪减少
    E. 肌肉萎缩

3. 小儿肥胖症最常见于
    A. 长期能量摄入过多
    B. 神经中枢调节异常
    C. 内分泌失调
    D. 活动过少
    E. 遗传因素

4. 下列**不属于**维生素 D 缺乏性手足搐搦症隐性体征的是
    A. 手足搐搦
    B. 面神经征
    C. 腓反射
    D. 陶瑟征
    E. 喉痉挛

5. 足月新生儿,生后 2 周。为预防维生素 D 缺乏性佝偻病的发生,每日应口服维生素 D
    A. 200U
    B. 400U
    C. 1000U
    D. 1500U
    E. 2000U

6. 下列**不属于**小儿锌缺乏的主要临床表现是
    A. 骨骼畸形
    B. 体格矮小
    C. 食欲减退
    D. 毛发干枯
    E. 学习困难

7. 患佝偻病时由于骨样组织堆积可出现
    A. 肋缘外翻
    B. O 形腿
    C. 颅骨软化
    D. 手脚镯征
    E. 枕秃

8. 人体维生素 D 主要来源于
    A. 母体 - 胎儿转运
    B. 天然食物
    C. 补充钙剂
    D. 皮肤光照合成
    E. 母乳

9. 营养不良时皮下脂肪消耗最早出现的部位是
    A. 面部
    B. 躯干
    C. 腹部
    D. 四肢
    E. 臀部

10. 我国婴幼儿营养不良最主要的原因是
    A. 缺乏锻炼
    B. 先天不足
    C. 喂养不当
    D. 疾病影响
    E. 日照不足

11. 母乳喂养方法**不当**的是
    A. 产后 1 小时内尽早开奶
    B. 6 个月内的婴儿按需哺乳
    C. 每次哺乳喂空一侧再喂另一侧
    D. 哺乳期热敷并按摩乳房
    E. 慢而深的吸吮、有吞咽声说明吸吮有效

12. 2 岁小儿出现多汗、前囟未闭、鸡胸、佝偻病串珠,血清钙磷均低于正常,考虑为佝偻病
    A. 初期
    B. 激期
    C. 恢复期
    D. 后遗症期
    E. 晚期

13. 1 岁小儿,体重 5.2kg,生后牛乳喂养,近半年来因迁延性腹泻改为迷糊喂养。近 1 周来患儿

出现精神差,拒食。查体:极度消瘦,臀部脂肪消失,腹部脂肪消失,精神呆滞,面色苍白,皮肤多皱褶,血常规示 RBC 2.5×10^{12}/L,Hb 74g/L。该患儿可能的诊断是

  A. 营养不良   B. 佝偻病   C. 锌缺乏症

  D. 维生素 A 缺乏症   E. 呆小症

14. 某小儿体重超过同性别、同身高参照人群均值的 25%,此种情况属于

  A. 正常   B. 超重   C. 轻度肥胖

  D. 中度肥胖   E. 重度肥胖

15. 小儿特有的能量需要是

  A. 基础代谢   B. 生长发育   C. 活动消耗

  D. 排泄损失   E. 食物热力作用

【A3/A4 型题】

(16~17 题共用题干)

患儿男,4 岁,生长缓慢,体重 7.5kg,皮下脂肪减少、皮肤干燥、肌肉萎缩、肌张力低。搀扶下行走,能用短句回答简单问题,反应迟钝,精神萎靡。

16. 该患儿最可能的诊断为

  A. 生长激素缺乏症   B. 原发性肺结核

  C. 蛋白质 - 能量营养不良   D. 先天性甲状腺功能减退症

  E. 维生素 D 缺乏性佝偻病

17. 该患儿突然出现大汗,神志不清,面色灰白,脉搏细弱,呼吸浅表,最可能是发生了

  A. 低钙惊厥   B. 休克   C. 心力衰竭

  D. 低血糖   E. 低钾血症

(18~19 题共用题干)

患儿男,6 月龄,因惊厥 3 次来院就诊。患儿系牛乳喂养,未加辅食,昨日起突然发生惊厥,表现为四肢抽动,两眼上翻,面肌抽动,神志不清,每次发作大约持续 1 分钟左右,缓解后一切活动自如,其他无异常。体格检查:T 37.8℃,R 32 次 / 分,P 118 次 / 分,体重 7kg,身长 65cm,血钙 1.65mmol/L,血糖 2.8mmol/L,脑电图检查无异常改变。诊断为维生素 D 缺乏性手足搐搦症。

18. 关于惊厥急救处理错误的是

  A. 平卧,头偏向一侧   B. 给予氧气吸入

  C. 保持呼吸道通畅   D. 快速静脉推注钙剂

  E. 遵医嘱给予地西泮

19. 对该患儿护理措施不当的是

  A. 控制惊厥和喉痉挛   B. 约束带束缚四肢以防受伤

  C. 遵医嘱补充维生素 D   D. 保持呼吸道通畅以防窒息

  E. 加强患儿家长健康教育

【B 型题】

(20~22 题共用备选答案)

  A. 产后 5~10 日分泌的乳汁   B. 产后 5 日内分泌的乳汁

  C. 产后 1 个月内分泌的乳汁   D. 产后 11 天后分泌的乳汁

  E. 产后 3 个月分泌的乳汁

20. 初乳是指

21. 过渡乳是指

22. 成熟乳是指

(23~25 题共用备选答案)

    A. 4 月龄   B. 6 月龄   C. 7~9 月龄

    D. 10~12 月龄   E. 1 岁以后

23. 婴儿开始添加米粉的时间是

24. 婴儿开始添加蛋黄的时间是

25. 婴儿开始添加软饭的时间是

第三部分　习　题　答　案

1. A   2. B   3. A   4. A   5. B   6. A   7. D   8. D   9. C   10. C

11. B   12. B   13. A   14. C   15. B   16. C   17. D   18. D   19. B   20. B

21. A   22. D   23. B   24. C   25. D

（彭文涛）

第七章
呼吸系统疾病患儿的护理

第一部分　学习要点

第一节　儿童呼吸系统解剖生理特点

临床特点

儿童呼吸道的非特异性和特异性免疫功能均较差,故易患呼吸道感染性疾病。不同年龄儿童的解剖、生理、免疫不同,使其疾病的发生、发展、诊疗和护理方面也各具特色,由于儿童各项呼吸功能的储备能力较低,故患呼吸系统疾病时易发生呼吸功能衰竭。

第二节　急性上呼吸道感染患儿的护理

(一) 临床特点

急性上呼吸道感染常见病原体为细菌、病毒、支原体,其中90%以上为病毒感染。病情轻重缓急与年龄、病原体、抵抗力及病变部位有关。婴幼儿以全身症状为主,局部症状较轻,年长儿以局部症状(鼻部)为主,全身症状较轻。治疗原则以支持治疗和对症治疗为主,防止并发症。

(二) 相关鉴别

疱疹性咽峡炎与单纯疱疹性口炎的区别在于病原体和疱疹部位不同,前者有柯萨奇病毒引起,疱疹在口腔后部,如软腭、腭垂,很少累及颊黏膜、舌、龈,后者由单纯疱疹病毒Ⅰ型引起,常见于齿龈、口唇、舌和颊黏膜。

(三) 护理要点

1. 促进患儿舒适
   - (1) 温湿度:室温 18~22℃,相对湿度 60%
   - (2) 保持口腔清洁:饭后温水漱口
   - (3) 鼻咽部护理:及时清除鼻咽分泌物,可用凡士林涂抹鼻周
   - (4) 鼻塞严重者用 0.5% 麻黄碱滴鼻,每天 2~3 次,每次 1~2 滴

2. 维持体温正常
   - (1) 保持营养:给予富含维生素 C 的食物,少量多餐,呛咳严重者用滴管或小勺喂养
   - (2) 降低体温:温水擦浴、退热药
   - (3) 补充水分:多饮温开水,静脉补液
   - (4) 监测体温:每 4 小时测 1 次

3. 观察病情变化
   - (1) 警惕高热惊厥发生
   - (2) 检查皮肤有无皮疹等症状,以急症发现麻疹等传染病

4. 健康教育 { (1) 介绍上呼吸道感染知识,指导预防要点
           (2) 提倡母乳喂养,加强体格锻炼,按时预防接种

第三节 肺炎患儿的护理

(一) 临床特点

肺炎常见病原体为细菌和病毒。细菌中以肺炎链球菌多见,病毒中以呼吸道合胞病毒常见,其次为腺病毒。临床表现以发热、咳嗽、气促、呼吸困难和肺部固定湿啰音为特征。治疗原则以控制感染和对症治疗、防治并发症为主。

(二) 相关鉴别

1. 急性支气管炎　与支气管肺炎的主要区别在于肺部啰音的特点,前者肺部可闻及干性啰音及可变性粗啰音;后者肺部可闻及固定的中细湿啰音。

2. 重症肺炎　与轻症肺炎的区别在于其除呼吸系统改变外常伴有全身中毒症状及循环、神经、消化系统受累的表现。

(三) 护理要点

1. 改善呼吸功能 { (1) 温湿度:室温 18~22℃,相对湿度 60%
                (2) 体位:半卧位或抬高床头 30°~60°
                (3) 鼻导管吸氧:婴儿 0.5~1L/min,幼儿 1~1.5L/min,儿童 1.5~2L/min,必要时头罩吸氧或使用人工呼吸器

2. 保持呼吸道通畅 { (1) 清除口鼻分泌物:更换体位、拍背排痰、体位引流
                  (2) 痰液黏稠者:雾化吸入,必要时吸痰
                  (3) 药物:抗生素、祛痰药、支气管扩张药

3. 维持体温正常 { (1) 降低体温:温水擦浴、退热药
                (2) 补充水分:多饮温开水,静脉补液
                (3) 监测体温:每 4 小时测 1 次

4. 注意补充营养 { (1) 给予易消化、流质、半流质的高蛋白、高糖类饮食
                (2) 少食多餐,避免过饱
                (3) 呼吸困难较重者,哺喂同时吸氧;重症不能进食者,静脉营养

5. 观察病情变化 { (1) 呼吸 > 60 次 / 分、心率 > 180 次 / 分,肝脾增大等心力衰竭表现
                (2) 烦躁或嗜睡惊厥、昏迷、呼吸不规则、肌张力增高等脑水肿表现
                (3) 腹胀、肠鸣音减弱或消失等中毒性肠麻痹表现
                (4) 胸痛、面色发绀、患侧呼吸运动受限,脓胸或脓气胸表现

6. 健康教育 { (1) 介绍肺炎知识,指导患儿有效咳嗽、家长协助拍背排痰的方法
            (2) 不随地吐痰,提倡母乳喂养,加强体格锻炼

第四节 支气管哮喘患儿的护理

(一) 临床特点

哮喘是一种慢性呼吸道过敏性疾病,受环境和遗传双重因素影响,其气流受限是可逆的。临床表现为反复性喘息、呼吸困难、胸闷或咳嗽,常在夜间和(或)清晨发作或加剧,多数可经治疗或自行缓解。目前尚无法根治哮喘,主要以抑制气道炎症为主。

(二) 相关鉴别

1. 急性支气管炎　与支气管肺炎的主要区别在于肺部啰音的特点,前者肺部可闻及干性啰音及

可变性粗啰音;后者肺部可闻及固定的中细湿啰音。

2. 无明显喘息的儿童哮喘　与支气管肺炎的主要区别在于前者有过敏体质,通过肺功能检查及激发和舒张试验有助于鉴别。

(三) 护理要点

1. 改善呼吸功能
- (1) 温湿度:室温 18~22℃,相对湿度 60%
- (2) 体位:发作期绝对卧床休息,取坐位或半卧位
- (3) 吸氧:多用鼻导管给氧,流量 0.5~1L/min,新生儿或婴幼儿给予面罩、氧帐,流量 2~4L/min
- (4) 药物:糖皮质激素和支气管扩张剂,做深而慢的呼吸运动

2. 保持呼吸道通畅
- (1) 清除口鼻分泌物:更换体位、拍背排痰、体位引流
- (2) 痰液黏稠者:雾化吸入,必要时吸痰,多饮温开水
- (3) 药物:祛痰药

3. 观察病情变化
- (1) 呼吸衰竭
- (2) 心力衰竭
- (3) 哮喘持续状态

4. 缓解焦虑恐惧
- (1) 患儿:通过画画、做游戏等方式转移患儿注意力
- (2) 家长:了解哮喘经过正规治疗可有效控制发作

5. 健康教育
- (1) 介绍哮喘知识,指导患儿及家长识别哮喘发作先兆
- (2) 学会使用峰流速仪和哮喘日记进行自我监测
- (3) 指导患儿及家长药物吸入技术

第二部分　习　　题

【A1/A2 型题】

1. 婴幼儿易患呼吸道感染,主要**缺乏**的免疫球蛋白是
   - A. IgA
   - B. sIgA
   - C. IgG
   - D. IgE
   - E. IgD

2. 下列关于年长儿上呼吸道感染主要症状的是
   - A. 烦躁不安
   - B. 畏寒、呕吐
   - C. 头痛、高热惊厥
   - D. 流涕、咳嗽
   - E. 发热、乏力

3. 支气管肺炎与支气管炎的主要区别是
   - A. 肺部固定的细湿啰音
   - B. 青紫
   - C. 发热
   - D. 咳嗽
   - E. 呼吸困难

4. 婴幼儿时期最常见的肺炎是
   - A. 支气管肺炎
   - B. 大叶性肺炎
   - C. 间质性肺炎
   - D. 支原体肺炎
   - E. 干酪性肺炎

5. 急性支气管炎的患儿护理时应注意
   - A. 紧闭门窗,避免吹风
   - B. 多下床活动,利于康复
   - C. 保持室内干燥,利于呼吸
   - D. 除重症患儿均不给氧
   - E. 指导鼓励患儿有效咳嗽,必要时给予雾化吸入,促进排痰

6. 患儿,男,2 岁。2 天前受凉后出现发热、鼻塞严重、烦躁不安等上感症状,护士应何时为患儿

用 0.5% 麻黄碱滴鼻

    A. 哺乳前 5 分钟　　　　　B. 哺乳前 15 分钟　　　　C. 哺乳前 30 分钟

    D. 哺乳后 5 分钟　　　　　E. 每小时一次

7. 患儿,男,1 岁。2 天前因受凉出现发热,咳嗽,喘憋,食欲减退。查体:体温 37.4℃,呼吸 56 次 / 分,心率 140 次 / 分,口周发绀,鼻翼扇动,肺部听诊有中量湿啰音。护士首先应为患儿采取的措施是

    A. 雾化吸入　　　　　　　B. 氧气吸入　　　　　　　C. 静脉补液

    D. 药物降温　　　　　　　E. 止咳药物

8. 患儿,男,5 岁,发热 7 天,体温在 38.0~38.5℃,刺激性干咳,精神不振,咽部略充血,食欲差,听诊右侧肺部呼吸音减弱,有湿性啰音,胸部 X 线检查提示中叶出现实变影,血常规检查:白细胞数正常,最可能的诊断是

    A. 轻症肺炎　　　　　　　B. 呼吸道合胞病毒肺炎　　C. 支原体肺炎

    D. 金黄色葡萄球菌肺炎　　E. 腺病毒肺炎

9. 患儿,男,2 个月,以 "发热伴咳嗽 3 天,加重 2 天" 为主诉入院。查体:体温 39.0℃,呼吸 51 次 / 分,心率 150 次 / 分,面色苍白,呻吟,口周轻度发绀,听诊双肺可闻及密集湿啰音。血常规检查示白细胞明显增高,胸部 X 线检查示大小不等的斑片影,最有可能的诊断是

    A. 间质性肺炎　　　　　　B. 重症肺炎　　　　　　　C. 支原体肺炎

    D. 吸入性肺炎　　　　　　E. 喘息性支气管炎

【A3/A4 型题】

(10~11 题共用题干)

患儿,女,4 岁,因 "高热、咳嗽 5 天,呼吸促 3 天,加重 1 天" 入院,查体:体温 39.2℃,呼吸 60 次 / 分,心率 168 次 / 分,鼻翼扇动,口唇周围明显发绀,三凹征(+),两肺密布中、细湿啰音,心音低钝,腹部膨隆,肝右肋下 4cm,脾未触及。血常规检查:WBC 24×10^9/L,诊断为肺炎合并心力衰竭。

10. 该患儿应给予的饮食指导**不正确**的是

    A. 易消化的流食,少量多餐　　　　　B. 避免过饱,影响呼吸

    C. 营养丰富,高维生素　　　　　　　D. 不能进食时,给予禁食

    E. 不能进食时,给予静脉输液,严格控制量和速度

11. 为促进痰液排出、保持呼吸道通畅,应给予的护理措施**不正确**的是

    A. 及时清除呼吸道分泌物,必要时给予雾化吸入和吸痰

    B. 经常更换体位,翻身叩背

    C. 根据病情或病变部位进行体位引流

    D. 按医嘱给予祛痰药

    E. 禁食水,避免胃部不适影响呼吸

(12~14 题共用题干)

患儿,女,9 个月,因支气管肺炎入院,现突然出现意识烦躁不安,发绀进行性加重,伴呼吸困难,查体:T 37.0℃,R 60 次 / 分,P 180 次 / 分,心音低钝,双肺布满湿啰音,诊断为肺炎合并心力衰竭。

12. 对该患儿采取的首选措施是

    A. 应立即通知医生,立即给予吸氧,减慢输液速度

    B. 取右侧卧位

    C. 限制钠水的摄入

    D. 清理呼吸道

    E. 观察病情

13. 患儿控制感染治疗时应注意
    A. 选用抗菌谱最广的抗生素
    B. 用药时间越长越好
    C. 口服给药或外用
    D. 如需用抗病毒药时可选用地塞米松
    E. 应早期、联合、足量、足疗程应用

14. 若患儿突然出现口吐粉红色泡沫痰,考虑肺水肿应
    A. 给予鼻导管低流量吸氧,1~2L/分
    B. 给予面罩吸氧,4~6L/分
    C. 给予面罩吸氧,6~8L/分
    D. 吸入经 30%~40% 酒精湿化的氧气,持续吸入
    E. 吸入经 20%~30% 酒精湿化的氧气,间歇吸入,时间不宜超过 20 分钟 / 次

(15~16 题共用题干)

患儿,女,2岁,因"咳嗽、咳痰 2 天,喘息半天"入院。体格检查:体温 38.4℃,呼吸 45 次 / 分,脉搏 95 次 / 分,呈呼气性呼吸困难,听诊两肺布满哮鸣音及粗湿啰音,并感咳嗽无力,诊断为哮喘性支气管炎。家长非常焦虑,担心转为支气管哮喘。

15. 该患儿现存的首优护理诊断是
    A. 焦虑
    B. 清理呼吸道无效
    C. 气体交换受损
    D. 心排血量减少
    E. 体温过高

16. 对该患儿家长进行健康指导,下列**不妥**的是
    A. 指导护理方法
    B. 介绍本病的病因
    C. 说明部分患儿可发展为支气管哮喘
    D. 说明本病有反复发作倾向
    E. 解释超声雾化吸入的作用

【B 型题】

(17~19 题共用备选答案)
    A. 柯萨奇 A 组病毒
    B. 腺病毒
    C. 金黄色葡萄球菌
    D. 肺炎支原体
    E. 呼吸道合胞病毒

17. 感染疱疹性咽峡炎的常见病原体为

18. 支气管哮喘的诱发因素常见为

19. 感染支原体肺炎的常见病原体是

(20~22 题共用备选答案)
    A. 右肺"哑铃样"改变
    B. X 线改变早于肺部体征的出现
    C. 双下肺点片状阴影
    D. 易出现并发症,如脓胸、肺大疱等
    E. 肺门阴影增浓较突出

20. 支气管肺炎特点

21. 腺病毒肺炎特点

22. 金黄色葡萄球菌性肺炎特点

(23~26 题共用备选答案)
    A. 烦躁不安、呼吸加快、心率突然加快、心音低钝、肝短期内迅速增大等
    B. 腹胀、肠鸣音消失
    C. 烦躁或嗜睡、昏迷、惊厥、呼吸不规则、前囟膨隆等
    D. 高热持续不退或退而不升、咳嗽加剧、呼吸困难、重度发绀等
    E. 呼吸困难、阵阵剧咳、咳粉红色泡沫样痰

23. 肺炎患儿发生中毒性肠麻痹时主要表现为
24. 肺炎患儿发生心力衰竭时主要表现为
25. 肺炎患儿并发脓胸、脓气胸等时主要表现为
26. 肺炎患儿发生中毒性脑病时主要表现为

第三部分　习题答案

1. B　　2. D　　3. D　　4. A　　5. E　　6. B　　7. B　　8. C　　9. B　　10. D
11. E　　12. A　　13. E　　14. E　　15. B　　16. C　　17. A　　18. E　　19. D　　20. C
21. B　　22. E　　23. B　　24. A　　25. D　　26. C

（王　聪）

第八章
循环系统疾病患儿的护理

第一部分 学 习 要 点

第一节 儿童循环系统解剖生理特点

（一）心脏的胚胎发育

心脏胚胎发育的关键时期为胚胎 2~8 周：第 2 周原始心脏开始形成；第 4 周心脏起循环作用；第 8 周四腔心脏形成。

（二）胎儿出生后血液循环的改变

1. 胎盘血液循环终止　脐血管在血流停止后 6~8 周完全闭锁。

2. 肺循环阻力下降　肺脏开始进行气体交换。

3. 卵圆孔闭合　生后 5~7 个月，解剖上大多闭合，15%~20% 的人仍保留卵圆孔。

4. 动脉导管闭合　80% 婴儿生后 3~4 个月、95% 婴儿 1 岁时形成解剖上的闭合。

（三）不同年龄正常小儿的心率、血压参考值

见表 8-1。

表 8-1　不同年龄正常小儿的心率、血压参考值

年龄	心率（次/分）	收缩压（mmHg）	舒张压（mmHg）
新生儿	120~140	60~70	40 左右
< 1 岁	110~130	70~80	50 左右
2~3 岁	100~120	80~90	50
4~7 岁	80~100	85~95	50~60
8~14 岁	70~90	90~130	60~90

注：2 岁以后收缩压可按公式计算：(年龄 ×2+80)mmHg；收缩压的 2/3 为舒张压

第二节 各种常见的先天性心脏病

临床要点

先天性心脏病，简称先心病，是胎儿时期心脏血管发育异常导致的心血管畸形，是小儿最常见的心脏病。根据左、右心腔及大血管间有无直接分流和临床有无青紫，可分为三大类：左向右分流型（潜伏青紫型）、右向左分流型（青紫型）、无分流型（无青紫型）。

1. 常见先天性心脏病的临床表现（症状）

（1）室间隔缺损：小型缺损多无临床症状；缺损较大时，患儿多生长迟缓，体重不增，喂养困难，面

色苍白,活动后乏力,气短,多汗,反复呼吸道感染及心力衰竭等;疾病晚期分流量大的室间隔缺损患儿可出现艾森曼格综合征。

(2) 房间隔缺损:缺损小者,可无症状。缺损大者,可有面色苍白,活动后乏力、气短、心悸,反复呼吸道感染,生长发育延迟等。肺动脉高压出现右向左分流者,临床表现为发绀,常见于口唇、鼻尖及指(趾)甲床。

(3) 动脉导管未闭:导管口径较细者,分流量小,临床常无症状,仅在体检时发现心脏杂音;导管粗者分流量大,患儿生长发育落后、疲劳无力、多汗,易合并呼吸道感染表现为咳嗽、气急等。如合并高度肺动脉高压,即出现青紫。

(4) 法洛四联症:青紫、杵状指(趾)、蹲踞现象、阵发性缺氧发作。

(5) 肺动脉狭窄:轻度狭窄可无症状。中度狭窄在年长后体力劳动时易疲乏及气促。严重狭窄者,中度体力劳动可引起乏力、呼吸困难、心悸,甚至晕厥、猝死。也有患儿活动时有胸痛或上腹痛。生长发育多正常。

2. 常见先天性心脏病的临床表现(体征) 见表8-2。

表 8-2 常见先天性心脏病的临床表现(体征)

先心病	杂音性质	杂音听诊部位	震颤	心音
室间隔缺损	全收缩期Ⅲ～Ⅳ级粗糙的	胸骨左缘第3~4肋间	有	第二心音显著亢进
房间隔缺损	收缩中期Ⅱ～Ⅲ级喷射样	胸骨左缘第2~3肋间	无	第二心音固定分裂
动脉导管未闭	连续性粗糙响亮的机器样	胸骨左缘第2~3肋间	有	第二心音增强/亢进
法洛四联症	收缩期Ⅱ～Ⅲ级喷射性	胸骨左缘第2~4肋间	可有	第二心音减弱/消失
肺动脉狭窄	收缩期Ⅳ/Ⅵ级以上喷射性	胸骨左缘第2肋间	右室有抬举波动	第二心音分裂并减弱

第三节 先天性心脏病患儿的护理

护理要点

1. 合理休息,适当活动
 (1) 保证良好的睡眠、休息
 (2) 根据病情安排适量的活动
 (3) 护理操作相对集中
 (4) 保持大便通畅
 (5) 介入治疗患儿的护理

2. 供给充足的营养
 (1) 保证营养需求
 (2) 增进患儿食欲
 (3) 对喂养困难的小儿要耐心喂养
 (4) 可先吸氧再进食,婴儿给予斜抱位间歇喂乳
 (5) 心功能不全有水钠潴留时,给予无盐饮食或低盐饮食

3. 预防感染
 (1) 环境空气清新,温、湿度适宜
 (2) 注意体温变化,避免受凉
 (3) 注意保护性隔离
 (4) 术前给予足量抗生素,一旦发生感染应积极治疗
 (5) 做好预防接种

4. 观察病情,防止并发症
- (1) 预防心力衰竭的护理
- (2) 预防脑血栓的护理
- (3) 预防缺氧发作的护理

5. 心理护理
- (1) 建立良好的护患关系
- (2) 取得患儿及家长的理解和配合
- (3) 减轻患儿家长的心理困扰

6. 健康教育
- (1) 日常护理指导
- (2) 定期复查

第四节　病毒性心肌炎患儿的护理

(一) 临床要点

病毒性心肌炎是病毒侵犯心脏所致,引起心肌细胞变性、坏死为主要病理特征的疾病,病变也可累及心包或心内膜。引起小儿心肌炎的病毒主要是肠道和呼吸道病毒。病变多以心肌间质组织和附近血管周围单核细胞、淋巴细胞和中性粒细胞浸润为主。本病临床表现轻重不一。轻症患儿可无自觉症状;典型病例在起病前 1~3 周内多有前驱病毒感染史,常伴有发热、周身不适、胸痛、咽痛、肌痛、腹泻和皮疹等症状。心肌受累时患儿常诉疲乏无力、气促、心悸和心前区不适或腹痛,会有烦躁不安、面色苍白、血压下降等体征。多数患儿预后良好,病死率不高。

(二) 护理要点

1. 适当休息
- (1) 急性期完全卧床至少 8 周,恢复期至少半日卧床 6 个月
- (2) 一般需 3 个月后,X 线心影恢复正常,可轻微活动,半年至一年后,可恢复全日学习
- (3) 心脏增大、心力衰竭者,需卧床半年以上至心脏缩小

2. 严密观察病情,及时发现并发症
- (1) 心律有明显心律失常者应连续心电监护
- (2) 精神状态、心率和呼吸频率
- (3) 面色、心率、呼吸、体温及血压的变化
- (4) 使用洋地黄时严格掌握剂量,观察不良反应

3. 心理支持与健康教育

第二部分　习　　题

【A1/A2 型题】

1. 房间隔缺损可闻及胸骨左缘第 2、3 肋间收缩期喷射性杂音是由于
   - A. 右心室扩大
   - B. 主动脉狭窄
   - C. 血流通过缺损部位
   - D. 右心室流出通道相对狭窄
   - E. 肺动脉瓣相对关闭不全

2. 法洛四联症患儿病理生理改变与临床表现主要取决于
   - A. 患儿年龄
   - B. 病程长短
   - C. 血液黏稠度
   - D. 肺动脉狭窄程度
   - E. 主动脉骑跨与右心室肥厚的程度

3. 法洛四联症患儿喜蹲踞主要原因是
   - A. 缓解漏斗部肌肉痉挛
   - B. 增加静脉回心血量

C. 减少心脑等重要脏器的氧耗

D. 缓解气促

E. 增加体循环阻力,减少右向左分流及回心血量

4. 动脉导管未闭的心脏杂音是

A. 胸骨左缘第2、3肋间舒张期杂音

B. 胸骨左缘第3、4肋间全收缩期杂音

C. 胸骨左缘第2肋间连续性机器样杂音

D. 心尖部舒张期杂音

E. 胸骨左缘第3、4肋间收缩期喷射性杂音

5. 可能出现水冲脉和枪击音的先心病是

A. 法洛四联症   B. 房间隔缺损   C. 室间隔缺损

D. 肺动脉狭窄   E. 动脉导管未闭

6. 95% 小儿动脉导管解剖关闭的时间在出生后

A. 半年内   B. 1 年内   C. 2 年内

D. 3 年内   E. 4 年内

7. 左向右分流性心脏病有

A. 房间隔缺   B. 大动脉转位   C. 主动脉狭窄

D. 肺动脉狭窄   E. 法洛四联症

8. 患儿,男,1 岁,诊断为法洛四联症,近 2 天呈蛋花样大便,每天 10 余次,护理此患儿时要注意保证入量防止脱水,其目的是

A. 防止心力衰竭   B. 防止肾衰竭   C. 防止血栓栓塞

D. 防止休克   E. 防止低血糖

9. 患儿出生后 3~6 个月就有青紫,哭闹后青紫加重,年长后经常诉头痛、头晕,常于行走时主动蹲下片刻。患儿体格发育落后,有杵状指(趾),心脏听诊胸骨左缘第 2~4 肋间可闻及响亮粗糙的喷射性收缩期杂音,向心尖及锁骨下传导,伴有震颤。最可能的诊断是

A. 法洛四联症   B. 大血管错位   C. 主动脉缩窄

D. 右位心   E. 艾森门格综合征

10. 6 岁患儿,自幼口唇发绀,生长发育落后,活动后喜蹲踞。今晨突然发生意识障碍、惊厥,可能发生了

A. 颅内出血   B. 化脓性脑膜炎

C. 高血压脑病   D. 法洛四联症脑缺氧发作

E. 低血糖

11. 病毒性心肌炎患儿在急性期应至少卧床休息至热退后

A. 1~2 周   B. 3~4 周   C. 5~6 周

D. 7~8 周   E. 0~12 周

12. 病毒性心肌炎特点为

A. 肺血少,肺动脉段突出   B. 由肺动脉狭窄等四种畸形组成

C. 易合并肺炎和心力衰竭   D. 易出现心律失常

E. 右心室肥厚

13. 病毒性心肌炎常规检查项目**不包括**

A. 心内膜心肌活检   B. 心电图检查   C. 血清酶测定

D. X 线检查   E. 病毒分离

【A3/A4 型题】

(14~16 题共用题干)

患儿,4 岁,G₁P₁,足月剖宫产,患动脉导管未闭。

14. 心脏杂音听诊特点为
    A. 胸骨左缘第 3 肋间全收缩期杂音   B. 胸骨左缘第 2 肋间收缩期杂音
    C. 胸骨左缘第 2 肋间连续性杂音   D. 胸骨左缘第 3 肋间收缩期杂音
    E. 胸骨左缘第 3 肋间舒张期杂音

15. **不可能**存在的体征是
    A. 交替脉   B. 舒张压下降   C. 差异性青紫
    D. 毛细血管搏动   E. 股动脉枪击音

16. 以下健康教育内容,正确的是
    A. 扩大的肺动脉会压迫喉返神经引起声音嘶哑
    B. 动脉导管于生后 3 个月在功能上关闭
    C. 该病有自然闭合的可能
    D. 口服吲哚美辛可促进导管闭合
    E. 手术治疗宜在学龄期进行

(17~19 题共用题干)

患儿,女,2 岁。生后即发现心脏有杂音,婴儿期喂养困难,易疲乏。经常咳嗽,每年冬天患肺炎。查体:生长发育落后,心前区隆起,心界向左下扩大。心率 158 次/分,胸骨左缘第 3~4 肋间有Ⅵ级粗糙收缩期杂音。

17. 该患儿最可能的诊断是
    A. 房间隔缺损   B. 室间隔缺损   C. 动脉导管未闭
    D. 法洛四联症   E. 肺动脉狭窄

18. 该患儿首优的护理诊断是
    A. 气体交换受损   B. 清理呼吸道无效
    C. 潜在的并发症:心力衰竭   D. 活动无耐力
    E. 营养失调

19. 该患儿的治疗最终要采取
    A. 内科保守治疗   B. 发病时内科用药   C. 中医中药治疗
    D. 近期手术根治   E. 成年后手术治疗

【B 型题】

(20~21 题共用备选答案)
    A. 房间隔缺损   B. 室间隔缺损   C. 动脉导管未闭
    D. 法洛四联症   E. 肺动脉狭窄

20. 听诊胸骨左缘第 2~3 肋间可闻有粗糙响亮的连续性机器样杂音的是

21. 听诊胸骨左缘第 2~3 肋间可闻及Ⅱ~Ⅲ级收缩期喷射性杂音的是

(22~23 题共用备选答案)
    A. 房间隔缺损   B. 肺动脉狭窄   C. 动脉导管未闭
    D. 法洛四联症   E. 室间隔缺损

22. 存在主、肺动脉通道的是

23. 存在左、右心室间异常通道的是

第三部分 习 题 答 案

1. D   2. D   3. E   4. C   5. E   6. B   7. A   8. C   9. A   10. D
11. B   12. D   13. A   14. C   15. A   16. A   17. B   18. C   19. D   20. C
21. A   22. C   23. E

（吴心琦）

第九章
消化系统疾病患儿的护理

第一部分 学 习 要 点

第一节 儿童消化系统解剖生理特点

临床特点

1. 口腔 新生儿出生时口腔黏膜薄嫩,唾液腺发育不够成熟,唾液及唾液中淀粉酶分泌不足,导致口腔黏膜干燥,易受损伤和细菌感染。

2. 食管 新生儿和婴儿食管似漏斗状,黏膜纤弱,腺体缺乏,弹力组织及肌层尚不发达,新生儿食管下段贲门括约肌发育不成熟,控制能力差,不能有效的控制反流,常发生胃食管反流。

3. 胃 新生儿由于贲门括约肌发育较差,而幽门括约肌发育良好,故易发生溢乳和呕吐。婴儿胃呈水平位,当会站立行走时其位置逐渐变为垂直位。新生儿、婴儿分泌的胃酸和各种酶较少、活性低,消化功能差。

4. 肠 婴儿肠道相对成人较长,但固定差,肠活动度大,易患肠套叠及肠扭转。早产儿肠乳糖酶活性低、易发生乳糖吸收不良;肠壁屏障功能差,因此,细菌易经肠黏膜吸收引起全身性感染或变态反应性疾病;肠蠕动协调能力差,易导致粪便滞留或功能性肠梗阻。

5. 肝 肝脏血管丰富,故在感染、缺氧、心功能衰竭、中毒等情况下易发生肝充血肿大和变性,但不易发生肝硬化。

第二节 口炎患儿的护理

(一)临床特点

1. 鹅口疮 本病特征是在口腔黏膜上出现点状白色乳凝块状物,可融合成片,不易擦去,强行剥离后局部口腔黏膜潮红、粗糙,可有溢血,以颊黏膜多见,齿龈、舌面、上腭亦可受累。患儿一般无全身症状,有时拒乳,免疫功能低下者可累及食管、肠道、肺等部位导致全身症状。

2. 疱疹性口炎 本病特征是起病时发热,体温达 38~40℃,有烦躁、拒食、流涎、局部疼痛等症状。在舌、颊内、唇内或齿龈黏膜出现单个或成簇的小疱疹,直径 2~3mm,周围绕以红晕,迅速破溃后形成小溃疡,上面覆盖黄白色纤维渗出物,有时累及上腭及咽部,常伴有颌下淋巴结肿大及齿龈红肿。病程 1~2 周,局部淋巴结肿大可持续 2~3 周。

3. 溃疡性口炎 本病特征是口腔的各部位均可发生,初起时口腔黏膜充血水肿,继而形成大小不等的糜烂面或浅溃疡,边界清楚,表面有纤维素状炎症渗出物形成的灰白色假膜,拭去假膜可见渗血现象,不久又被假膜覆盖。涂片染色可见大量细菌,局部疼痛,患儿烦躁、拒食、流涎、哭闹,常伴发热,体温可达 39~40℃,局部淋巴结肿大,白细胞总数和中性粒细胞数增多。症状轻者一周左右体温可恢复正常,溃疡逐渐愈合;严重者可因进食过少出现脱水和酸中毒。

（二）护理要点

1. 加强口腔护理
   - （1）保持口腔清洁
   - （2）局部涂药
   - （3）正确涂药

2. 合理营养
   - （1）半流质饮食,少量多餐
   - （2）食物温度适宜
   - （3）不能进食者,进行肠道外营养

3. 健康教育
   - （1）介绍口炎发生的病因
   - （2）养成良好的卫生及饮食习惯

第三节　腹泻病患儿的护理

（一）临床特点

儿童腹泻是由多种病原、多因素引起的消化道综合征,病因有易感因素和感染因素,其中秋冬季的婴儿腹泻多由轮状病毒感染引起。典型表现为大便次数增多,大便性状改变。重型腹泻除有较重的胃肠道症状,还有脱水、电解质紊乱及发热等明显的全身中毒症状。腹泻的治疗原则为调整饮食;合理用药,控制感染;纠正水、电解质和酸碱平衡紊乱;预防并发症。

（二）护理要点

1. 调整饮食
   - （1）继续进食,停止被污染的食物,暂停辅食
   - （2）疑为双糖酶缺乏者不宜用蔗糖并暂停乳类,改为豆制代用品或发酵奶

2. 维持水、电解质及酸碱平衡
   - （1）口服补液
   - （2）静脉补液

3. 观察病情变化
   - （1）体温变化
   - （2）大便情况:次数、性状、颜色、量、气味
   - （3）脱水情况、酸中毒表现、低血钾、低血钙、低血镁的表现

4. 健康教育
   - （1）合理添加辅食
   - （2）注意饮食卫生,避免滥用抗生素

第四节　儿童体液平衡及液体疗法

（一）临床特点

1. 不同程度脱水的临床表现　见表 9-1。

表 9-1　不同程度脱水的临床表现

	轻度	中度	重度
意识	清楚	精神萎靡或烦躁	昏睡甚至昏迷
眼窝和前囟	稍凹陷	明显凹陷	深度凹陷
皮肤和皮肤弹性	稍干燥、弹性可	明显干燥、弹性差	极度干燥、弹性极差
眼泪	有	少	无
口渴	轻	明显	烦渴
尿量	稍减少	明显减少	极少或无尿
黏膜	略干燥	干燥	极干燥或干裂
周围循环衰竭	无	无	有
失水量占体重比例	< 5%(50ml/kg)	5%~10%(50~100ml/kg)	> 10%(100~120ml/kg)

2. 不同性质脱水的临床表现 见表9-2。

表9-2 不同性质脱水的临床表现

临床特点	等渗	低渗	高渗
水、电解质丢失比例	水、电解质成比例丢失	电解质丢失多于水	水丢失多于电解质
血钠浓度	130~150mmol/L	< 130mmol/L	> 150mmol/L
渗透压	280~320mmol/L	< 280mmol/L	> 320mmol/L
主要丧失液区	细胞外液	细胞外液	细胞内脱水
口渴	有	不明显	明显
皮肤湿度	干燥	黏湿	干燥
皮肤弹性	差	极差	变化不明显
循环衰竭	有	易有	少有
神志改变	较少	易有	易有
尿量	减少	增加→减少	明显减少
比重	正常	减低	增高
常见病因	腹泻病	营养不良伴腹泻	高热脱水 不显性脱水

3. 低钾血症临床表现 神经-肌肉兴奋性降低,如肌肉软弱无力,严重者出现肌腱反射减弱或消失、弛缓性瘫痪、肠麻痹等。心肌兴奋性增高,心律失常,心电图改变。长期缺钾可出现多尿、夜尿、口渴、多饮,还可并发低钾、低氯性碱中毒,伴有反常性酸性尿。

4. 酸碱平衡紊乱

(1) 代谢性酸中毒:根据 [HCO_3^-] 测定结果不同,将酸中毒分为轻度(18~13mmol/L)、中度(13~9mmol/L)及重度(< 9mmol/L)。轻度酸中毒症状不明显,仅有呼吸稍快,多通过血气分析发现并作出诊断。典型酸中毒表现为精神萎靡或烦躁不安、呼吸深长、口唇樱桃红色、恶心、呕吐、昏睡或昏迷等。若血 pH 在 7.20 以下时,可导致血压偏低、心力衰竭,甚至出现心室颤动。新生儿及小婴儿因呼吸代偿功能较差,常可仅出现精神萎靡、拒奶、面色苍白等,而呼吸改变并不明显。

(2) 代谢性碱中毒:轻症表现不明显,严重时呼吸慢而浅,头昏、躁动。继发血中游离钙减少时,神经-肌肉兴奋性增加,出现手足搐搦,甚至喉痉挛,血 pH 及 CO_2CP 值均升高。低血钾是碱中毒常伴有的症状。

(3) 呼吸性酸中毒:因原发病导致,缺氧为主要症状,血 pH 降低,CO_2CP 升高,血钾增高。

(4) 呼吸性碱中毒:突出表现为呼吸深快,其他症状与代谢性碱中毒相似。

(二) 护理要点

液体疗法补液原则 { (1) 先盐后糖、先浓后淡、先快后慢
(2) 见尿补钾、抽搐补钙

第五节 肠套叠患儿的护理

(一) 临床特点

肠套叠是指肠管的一部分及其相应的肠系膜套入邻近肠腔内的一种绞窄性肠梗阻,表现为平素健康的婴幼儿,无任何诱因突然发生剧烈的有规律的阵发性腹痛;伴有呕吐、血便、腹部肿块等症状。要是非手术疗法即行灌肠疗法,灌肠疗法不能复位的需手术疗法。

(二) 护理要点

1. 非手术护理
   - (1) 钡剂灌肠缓解的表现:不再哭闹,停止呕吐,安静入睡
   - (2) 腹部肿块消失;拔出肛管后排出大量带臭味的黏液血便,继而变为黄色粪水;口服药用炭 6~8 小时后大便内可见炭排出

2. 手术护理
   - (1) 保持呼吸道通畅:头偏向一侧、去枕平卧 6 小时,吸痰、给氧
   - (2) 观察病情变化:生命体征、大便情况
   - (3) 持续胃肠减压:待胃肠功能恢复,方可拔除胃管
   - (4) 伤口护理:保持肠壁造口周围皮肤清洁

第六节　先天性巨结肠患儿的护理

(一) 临床特点

先天性巨结肠是由于直肠或结肠远端的肠管持续痉挛,粪便淤滞在近端结肠,使该肠管肥厚、扩张。临床表现为呕吐、营养不良、发育迟缓、顽固性便秘及腹胀,并伴有肠梗阻。少部分慢性以及轻症患儿可选用灌肠等保守治疗;对于体重＞ 3kg、全身情况较好者,尽早实行根治术。

(二) 护理要点

1. 术前护理
   - (1) 肠道准备:扩肛引便、清洁灌肠、改善营养状况
   - (2) 防止并发症
   - (3) 心理护理

2. 术后护理
   - (1) 保持呼吸道通畅:头偏向一侧、去枕平卧 6 小时,吸痰、给氧
   - (2) 观察病情变化:生命体征、大便情况
   - (3) 保暖、加强饮食护理及肛周皮肤护理
   - (4) 引流管的护理:妥善固定、定期挤捏防止堵塞、三天后拔除

第二部分　习　题

【A1/A2 型题】

1. 单纯母乳喂养儿肠道内占绝对优势的细菌为
   - A. 肠球菌
   - B. 嗜酸杆菌
   - C. 双歧杆菌
   - D. 大肠埃希菌
   - E. 空肠弯曲菌

2. 母乳、牛乳在婴儿胃中的排空时间分别是
   - A. 1 小时、1.5 小时
   - B. 1.5~2 小时、2~3 小时
   - C. 2~3 小时、3~4 小时
   - D. 3~4 小时、4~5 小时
   - E. 4.5 小时、5.5 小时

3. 4 个月男婴经常发生溢乳,其原因是
   - A. 婴儿胃较成人垂直
   - B. 婴儿胃容量小
   - C. 婴儿胃排空时间短
   - D. 婴儿常发生胃肠逆蠕动
   - E. 胃幽门括约肌发育良好

4. 小儿轻型腹泻和重型腹泻的区别关键在于
   - A. 发热的程度
   - B. 吐泻量的多少
   - C. 大便有无脓血
   - D. 有无全身中毒症状
   - E. 有无水、电解质、酸碱平衡紊乱的紊乱

5. 2 个月女婴,每日大便 2~4 次,金黄色、糊状、无臭味,该患儿属于
   - A. 人乳喂养儿
   - B. 牛乳喂养儿
   - C. 混合喂养儿
   - D. 消化不良
   - E. 婴儿腹泻

6. 患儿 7 个月,腹泻 2 天,稀便每日 7~8 次,精神尚好,皮肤弹性稍差,轻度眼窝下陷,尿稍少,四

肢不凉。其脱水程度是

    A. 轻度脱水   B. 中度脱水   C. 重度脱水

    D. 不脱水   E. 重度脱水伴酸中毒

7. 患儿男,6 个月,因发热伴大便次数增多,大便呈蛋花样便,无腥臭味,诊断为轮状病毒性肠炎,针对该疾病以下哪项护理措施**不正确**

    A. 调整饮食   B. 母乳喂养者应暂停母乳喂养

    C. 纠正水、电解质紊乱及酸碱失衡   D. 合理用药控制感染

    E. 保持皮肤完整性

8. 腹泻患儿,重度脱水、酸中毒,补液后突然出现抽搐,双眼上翻,应首先考虑伴发

    A. 水中毒   B. 低钾血症   C. 低镁血症

    D. 低钙血症   E. 低血糖症

9. 5 个月婴儿,体重 7kg,有湿疹,生后不久即开始腹泻,5~7 次 / 日,进乳良好,精神良好,大便检查未见异常。应考虑为

    A. 真菌性肠炎   B. 迁延性腹泻   C. 生理性腹泻

    D. 病毒性肠炎   E. 婴儿腹泻(轻型)

10. 4 个月患儿,腹泻伴重度脱水,经补液后脱水征消失,但突然出现呼吸变浅,反应差,腹胀。体检:T 36.8℃,R 30 次 / 分,精神萎靡,面色苍白,前囟平,心音较低,腹胀,肠鸣音减弱,皮肤弹性可,膝反射消失。最可能的并发症是

    A. 败血症   B. 低钾血症   C. 重症肌无力

    D. 中毒性心肌炎   E. 中毒性肠麻痹

11. 1 岁小儿,腹泻 7 天,经第一阶段输液后已排尿,呼吸平稳,脉搏有力,血钠 136mmol/L,CO_2CP 18.6mmol/L,血钾 3.6mmol/L,第二阶段应用哪种液体继续补液

    A. 4:3:2 液   B. 生理盐水   C. 生理维持液

    D. 6:2:1 含钠液   E. 2:1 等张含钠液

12. 5 个月男婴,因腹痛伴便血入院,诊断为小儿肠套叠,早期治疗的方法,简便有效的是

    A. 针灸疗法   B. 灌肠排气   C. 空气灌肠复位

    D. 静脉给抗生素   E. 手术复位

13. 患儿,女,1 岁,因"突然发生腹痛、呕吐 6 小时"入院,行腹部 B 超示右上腹部触及腊肠样肿块,诊断为急性肠套叠,目前给予灌肠疗法,灌肠治疗适用于病程在多少小时以内发病的患儿

    A. 8 小时   B. 12 小时   C. 24 小时

    D. 48 小时   E. 72 小时

14. 3 个月男婴,因生后顽固性便秘伴明显腹胀,常需灌肠通便后,腹胀方可缓解。经钡剂灌肠证实为先天性巨结肠。该病在婴儿期最严重的并发症为

    A. 肠梗阻   B. 肠穿孔   C. 腹膜炎

    D. 小肠结肠炎   E. 营养不良

【A3/A4 题型】

(15~16 题共用题干)

1 岁半小儿,因"呕吐、腹泻 2 天"于 1 月 3 日至门诊就诊。体格检查:体温 38.5℃,大便次数 7~8 次 / 日,呈黄色蛋花汤样,无腥臭味,伴呕吐 2~3 次 / 日。大便镜检示白细胞 0~2 个 / HP。

15. 最可能的诊断是

    A. 黏附性大肠埃希菌肠炎   B. 轮状病毒肠炎   C. 真菌性肠炎

    D. 产毒性大肠埃希菌肠炎   E. 侵袭性大肠埃希菌肠炎

16. 下列治疗**不当**的是

    A. 微生物调节剂   B. 肠黏膜保护剂

    C. 积极使用广谱抗生素   D. 防治脱水与纠正电解质及酸碱平衡

    E. 调节饮食、补充微量元素及维生素

（17~18 题共用题干）

患儿，女，1 岁，因出现咳嗽伴腹泻 2 天收治，入院时体温 37.9℃，脉搏 124 次 / 分，呼吸 30 次 / 分，测血钠 137mmol/L，血钾 3.4mmol/L，患儿精神差，皮肤弹性差，哭之泪少，四肢稍凉，尿量减少，大便每日 10 次以上，为蛋花样便，该患儿初步诊断为：轮状病毒肠炎伴中度脱水。

17. 该患儿现在在静脉补液的过程中，最应观察

    A. 心率   B. 呼吸   C. 体温

    D. 尿量   E. 精神

18. 为了防止该患儿出现臀红，最关键的护理措施是

    A. 暴露臀部   B. 勤换尿布

    C. 每次便后及时用温水清洁   D. 局部烤灯照射

    E. 臀部涂爽身粉

（19~20 题共用题干）

10 个月男婴，因腹泻 3 天入院，病后每天排水样便 10 余次，量较多，2 天来尿少，近 12 小时无尿。体检：前囟凹陷，哭无泪，皮肤弹性差，心音稍低，腹胀，肠鸣音减弱，膝反射消失，肢端凉。

19. 该患儿腹泻的临床分型为

    A. 轻型腹泻   B. 轻症腹泻   C. 中型腹泻

    D. 重型腹泻   E. 重症腹泻

20. 在补钾时哪项**不正确**

    A. 补钾一般持续 4~6 天

    B. 输液后有尿即可开始补钾

    C. 补充氯化钾总量为 0.6g/（kg·d）

    D. 静脉输液中氯化钾浓度不得超过 0.3%

    E. 第一天静脉输液时间不可少于 6~8 小时

（21~23 题共用题干）

患儿 8 个月，男，因"呕吐腹泻 3 天，尿少 1 天，无尿 12 小时"入院。体检：体温 38.0℃，嗜睡与烦躁交替，前囟凹陷，口唇和皮肤干燥、弹性差，四肢凉、有花纹，脉细弱，脉搏 160 次 / 分，肠鸣音减弱。

21. 初步诊断为

    A. 婴儿腹泻、中度低渗性脱水

    B. 婴儿腹泻、重度脱水、代谢性酸中毒

    C. 婴儿腹泻、重度高渗性脱水、代谢性酸中毒

    D. 婴儿腹泻、重度脱水、低钾血症、代谢性酸中毒

    E. 婴儿腹泻、感染性休克、低钾血症、代谢性酸中毒

22. 第一阶段补液应首选

    A. 5% 碳酸氢钠   B. 1/3 张含钠液   C. 1/2 张含钠液

    D. 2/3 张含钠液   E. 2：1 等张含钠液

23. 补上述液体的量为

    A. 10ml/kg   B. 20ml/kg   C. 30ml/kg

    D. 40ml/kg   E. 50ml/kg

【B 型题】

（24~26 题共用备选答案）

    A. 失水占体重的 1% 以下   B. 失水占体重的 2% 以下
    C. 失水占体重的 5% 以下   D. 失水占体重的 5%~10%
    E. 失水占体重的 10% 以上

24. 轻度脱水

25. 中度脱水

26. 重度脱水

（27~29 题共用备选答案）

    A. 高张含钠溶液   B. 等张含钠溶液   C. 1/3 张含钠溶液
    D. 1/2 张含钠溶液   E. 2/3 张含钠溶液

27. 等渗性脱水补液应采用

28. 低渗性脱水补液应采用

29. 高渗性脱水补液应采用

第三部分　习 题 答 案

1. C   2. C   3. E   4. E   5. A   6. A   7. B   8. D   9. C   10. B
11. C   12. C   13. D   14. B   15. B   16. C   17. D   18. C   19. D   20. C
21. D   22. E   23. B   24. C   25. D   26. E   27. D   28. E   29. C

（吴丽芬）

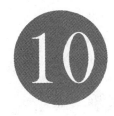

第十章
血液系统疾病患儿的护理

第一部分　学　习　要　点

第一节　儿童造血和血液特点

临床特点

1. 胚胎期造血　血细胞的生成首先在卵黄囊出现,然后是肝脏、脾脏、胸腺、淋巴结,最后转移到骨髓,故胚胎期造血又分为三个阶段:中胚叶造血期、肝(脾)造血期、骨髓造血期。

2. 生后造血

(1) 骨髓造血:生后主要是骨髓造血。

(2) 骨髓外造血:在婴儿期,当发生严重感染致贫血或溶血性贫血等需要增加造血时,肝可恢复到胎儿期的造血状态而出现肝大,同时出现脾和淋巴结的肿大,外周血中可出现有核红细胞和(或)幼稚中性粒细胞。感染及贫血矫正后恢复正常。

3. 血液特点

(1) 红细胞数与血红蛋白量:由于胎儿期相对处于缺氧状态,故红细胞数和血红蛋白量较高,至生后 $2\sim3$ 个月时,红细胞数降至 $3.0 \times 10^{12}/L$(300 万 $/mm^3$),血红蛋白降至 100g/L(10g/dl)左右,出现轻度贫血,称为"生理性贫血"。3 个月后,随着红细胞生成素的生成增加,红细胞数和血红蛋白量又逐渐上升,约 12 岁时达到成人水平。

(2) 白细胞数:出生时白细胞总数为 $(15\sim20) \times 10^9/L$,生后 $6\sim12$ 小时达 $(21\sim28) \times 10^9/L$,以后逐渐下降,生后 1 周降至 $12 \times 10^9/L$;婴儿期白细胞数维持在 $10 \times 10^9/L$ 左右,8 岁后接近成人水平。

(3) 血小板数:血小板数与成人相似,为 $(150\sim300) \times 10^9/L$。

第二节　营养性贫血患儿的护理

(一) 临床特点

1. 营养性缺铁性贫血　是由于体内储存铁缺乏致使血红蛋白合成减少而引起的一种小细胞低色素性贫血。病因有先天储存不足;铁摄入量不足;生长发育快;铁吸收障碍;铁的丢失过多。患儿表现为烦躁不安或精神欠佳、注意力不集中、反应减慢;食欲减退;皮肤黏膜苍白,以口唇、口腔黏膜、甲床和手掌最为明显;伴有肝、脾和淋巴结常轻度肿大;部分患儿还有异食癖、舌乳头萎缩等表现。上述现象常于铁剂治疗后较快恢复正常。

2. 营养性巨幼细胞性贫血　是由于缺乏维生素 B_{12} 和(或)叶酸所引起的一种大细胞性贫血,临床主要表现为贫血、神经精神症状,红细胞胞体变大、骨髓中出现巨幼红细胞,用维生素 B_{12} 和(或)叶酸治疗有效。

（二）护理要点

1. 营养性缺铁性贫血
   - （1）口服铁剂：小剂量开始；两餐间服用；维生素 C、果汁同服；避免与牛乳、钙片、茶或咖啡同服。给予含铁质丰富的辅食，如瘦肉、蛋类、鱼、绿叶菜等
   - （2）疗效观察：用药 12~24 小时临床症状好转；2~3 天后网织红细胞升高，5~7 天达高峰，2~3 周后下降至正常；1~2 周后血红蛋白开始上升，3~4 周后达正常

2. 营养性巨幼细胞性贫血
   - （1）合理喂养：添加瘦肉、动物内脏、海产品、蛋黄、新鲜绿叶蔬菜、谷类等含维生素 B_{12}、叶酸的食物
   - （2）疗效观察：用维生素 B_{12} 治疗后患儿 6~72 小时骨髓中的巨幼红细胞可转为正常红细胞；叶酸治疗后 1~2 天食欲好转，骨髓内的巨幼红细胞转为正常红细胞，2~6 周红细胞和血红蛋白恢复正常

第三节　特发性血小板减少性紫癜患儿的护理

（一）临床特点

特发性血小板减少性紫癜又称自身免疫性血小板减少性紫癜，是一种免疫性疾病，是儿童最常见的出血性疾病。临床主要表现为皮肤、黏膜自发性出血，血小板减少，出血时间延长，血块收缩不良，束臂试验阳性。临床治疗以肾上腺皮质激素和大剂量丙种球蛋白为主。

（二）护理要点

1. 密切观察病情
   - （1）观察皮肤、黏膜变化
   - （2）监测血小板数量变化
   - （3）监测生命体征
   - （4）观察出血量、颅内出血征象

2. 防止意外伤害
   - （1）急性期卧床休息
   - （2）提供安全舒适的环境
   - （3）禁食坚硬、多刺的食物，保持大便通畅

3. 健康教育
   - （1）预防损伤
   - （2）进行自我保护，避免服用含阿司匹林的药物
   - （3）预防感冒

第四节　血友病患儿的护理

（一）临床特点

血友病是一组遗传性凝血功能障碍的出血性疾病，包括血友病甲、血友病乙、血友病丙。共同特征为终身在轻微损伤后发生长时间的出血。最常见关节出血，且在同一部位反复发生，容易导致关节强直畸形、功能丧失。治疗的关键是预防出血，局部止血和尽快补充凝血因子。

（二）护理要点

1. 预防出血
   - （1）避免外伤
   - （2）尽量口服给药
   - （3）尽量避免手术
   - （4）补充凝血因子

2. 局部止血 { (1) 尽快输注凝血因子
(2) 皮肤、口、鼻黏膜出血可局部压迫止血
(3) 肌肉、关节出血加压包扎,冷敷、抬高制动并保持其功能位

3. 健康教育 { (1) 预防损伤
(2) 教会家长及年长儿必要的应急护理措施,适当体格锻炼
(3) 遗传咨询

第五节 白血病患儿的护理

(一) 临床特点

急性白血病是造血系统的一种恶性疾病。其特点为造血组织中某一血细胞系统过度增生、进入血液并浸润到各组织和器官,主要临床表现为贫血、出血、反复感染及各种浸润症状。治疗原则是采用以化学药物治疗为主的综合措施。

(二) 护理要点

1. 维持体温正常 { (1) 降低体温:温水擦浴、退热药
(2) 补充水分:多饮温开水,静脉补液
(3) 监测体温:每 4 小时测 1 次

2. 合理休息 { (1) 轻度贫血,劳逸结合
(2) 重度贫血,卧床休息

3. 预防感染 { (1) 保护性隔离
(2) 严格无菌操作、保持皮肤清洁
(3) 观察感染征象

4. 预防出血 { (1) 鼻出血及牙龈出血进行局部压迫止血
(2) 预防颅内出血:环境安静,血小板低时卧床休息,观察出血征象
(3) 胃肠道出血:观察生命体征、大便情况

5. 用药护理 { (1) 正确给药,保护血管
(2) 化疗药物副作用的护理:骨髓抑制、消化道反应、泌尿系统反应、口腔黏膜损害、心脏毒性反应、神经系统毒性反应

6. 健康教育 { (1) 指导按时化疗
(2) 指导预防感染、出血的措施
(3) 加强沟通,心理及情感支持

第二部分 习 题

【A1/A2 型题】

1. 生理性贫血一般发生在生后
   A. 2~3 个月   B. 4~6 个月   C. 2~3 岁
   D. 4~6 岁   E. 11~13 岁

2. 小儿末梢血白细胞分类,中性粒细胞和淋巴细胞的比例发生两个交叉的年龄是
   A. 4~6 天和 4~6 岁   B. 4~6 天和 4~6 个月   C. 4~6 周和 4~6 个月
   D. 4~6 周和 4~6 岁   E. 4~6 个月和 4~6 岁

3. 患儿 8 个月,因严重感染入院。体格检查发现肝、脾、淋巴结肿大,血液检查发现血红蛋白 80g/L,

外周血中出现有核红细胞与幼稚中性粒细胞,可能是出现

    A. 红髓造血   B. 黄髓造血   C. 中胚叶造血

    D. 骨髓外造血   E. 肝替代骨髓造血

4. 9 个月男孩,因长期腹泻导致缺铁性贫血,今日开始口服铁剂治疗,在 3~5 天后判断治疗效果最合适的指标是

    A. 红细胞计数   B. 血红蛋白量   C. 网织红细胞

    D. 血清铁蛋白   E. 红细胞游离原卟啉

5. 8 个月婴儿,单纯母乳喂养,面色苍白,对外界反应差,双上肢有震颤,血红蛋白 80g/L,红细胞 3.5×10^{12}/L。此患儿贫血最可能的原因是

    A. 铁缺乏   B. 碘缺乏   C. 叶酸缺乏

    D. 维生素 C 缺乏   E. 维生素 B_{12} 缺乏

6. 特发性血小板减少性紫癜最主要的发病机制是

    A. 细菌直接感染   B. 病毒   C. 自身免疫

    D. 寄生虫   E. 其他因素

7. 患儿,女性,4 岁,确诊为特发性血小板减少性紫癜 2 年余。近日血小板计数持续下降至 $< 20 \times 10^9$/L,立即住院接受治疗。今日病人突然出现剧烈头痛、呕吐,继之昏迷,诊断为颅内出血。护士提供的护理措施哪项是**错误**的

    A. 平卧位、高流量吸氧   B. 禁用脱水剂   C. 迅速建立静脉通路

    D. 限制活动   E. 头部置冰袋或冰帽

8. 患儿 8 岁,3 天前下肢无诱因出现瘀点瘀斑,外院骨髓象提示血小板减少性紫癜,今日患儿流鼻血,入院后血液检查发现血小板为 6×10^9/L,危及患儿最严重的并发症是

    A. 消化道出血   B. 血尿   C. 颅内出血

    D. 贫血   E. 球结膜下出血

9. 关于血友病病人的健康宣教哪项**不妥**

    A. 避免从事易受伤的工农业重体力劳动

    B. 患病必须手术时,术前需补充凝血因子

    C. 可长期服用小剂量阿司匹林

    D. 结婚前后应去遗传咨询门诊进行咨询

    E. 妊娠早期应检查胎儿是否患血友病,以决定是否终止妊娠

10. 下列对血友病甲的描述**不正确**的是

    A. X 连锁隐性遗传   B. 男性传递,男性发病   C. 凝血因子缺乏

    D. 出血为主要表现   E. 膝关节最常受累

11. 小儿急性白血病治疗的关键是

    A. 支持疗法   B. 联合化疗   C. 放射治疗

    D. 免疫疗法   E. 骨髓移植

12. 患儿,2 岁,间断发热十余天,面色发白,发现下肢出血点 2 天,血液检查提示:白细胞 56×10^9/L,血小板 16×10^9/L,血红蛋白 88g/L,骨髓和外周血中原始细胞为 95%,该患儿可能是

    A. 血小板减少性紫癜   B. 再生障碍性贫血   C. 急性白血病

    D. 营养性贫血   E. 血友病

13. 长春新碱的主要不良反应为

    A. 心肌损害   B. 肝脏损害   C. 出血性膀胱炎

    D. 消化道反应   E. 周围神经炎

14. 预防中枢神经系统白血病常作鞘内注射的化学治疗药物是
    A. 环磷酰胺   B. 柔红霉素   C. 甲氨蝶呤
    D. 长春新碱   E. 阿霉素

15. 输注红细胞的护理措施，**不正确**的一项是
    A. 分离的红细胞在 4~6℃的冰箱内保存   B. 输注前在室温下自然回温至与室温接近
    C. 检查有无溶血现象   D. 用 5% 葡萄糖液稀释红细胞
    E. 滴速 20~40 滴 / 分，先慢后快

【A3/A4 型题】

（16~18 题共用题干）

4 个月婴儿，足月顺产，出生体重 2kg，单纯母乳喂养，未添加辅食。查体：皮肤巩膜无黄染，前囟平软，唇较苍白，心肺无异常，肝右肋下 3cm，脾左肋下 2cm，血红蛋白 80g/L，白细胞 7.5×10^9/L，血清铁蛋白 11μg/L，血清铁 9.1μmol/L，总铁结合力 65.4μmol/L。

16. 最可能的医疗诊断是
    A. 生理性贫血   B. 地中海贫血   C. 再生障碍性贫血
    D. 营养性缺铁性贫血   E. 营养性巨幼细胞性贫血

17. 引起贫血的原因最可能是**缺乏**
    A. 铁   B. 叶酸   C. 维生素 C
    D. 维生素 B_2 E. 维生素 B_{12}

18. 最主要的护理措施为
    A. 注意休息   B. 补充铁剂   C. 加强教育与训练
    D. 纠正不良饮食习惯   E. 注意饮食搭配合理

（19~20 题共用题干）

某 2 个月男婴，体检时查血常规示血红蛋白 110g/L，红细胞 3.0×10^{12}/L。

19. 该男婴最先考虑何种贫血
    A. 生理性贫血   B. 溶血性贫血   C. 营养性缺铁性贫血
    D. 营养性巨幼红细胞性贫血   E. 再生障碍性贫血

20. 小儿生理性贫血发生于生后
    A. 10 天   B. 1 个月   C. 2~3 个月
    D. 4~5 个月   E. 6~7 个月

（21~22 题共用题干）

患儿，男性，3 岁，自幼起常出现皮肤瘀斑、膝关节血肿，经医院诊断为血友病甲。

21. 血友病的发病机制是
    A. 血小板量异常   B. 血小板功能异常   C. 凝血因子缺乏
    D. 抗凝物质增多   E. 血管壁异常

22. 该患儿治疗主要补充
    A. 新鲜血   B. 免疫球蛋白   C. 凝血因子Ⅷ浓缩剂
    D. 凝血酶原复合物   E. 血小板

（23~25 题共用题干）

男性患儿，发热 2 周，贫血伴全身出血点，浅表淋巴结不肿大，胸骨压痛（+），肝脏轻度增大，外周血白细胞 18×10^9/L，可见幼稚细胞，骨髓中原始细胞为 75%，血小板 15×10^9/L，血红蛋白 70g/L。

23. 目前该患儿考虑何诊断
    A. 血小板减少性紫癜   B. 再生障碍性贫血   C. 急性白血病

D. 营养性贫血　　　　　　　　　E. 血友病

24. 该患儿发生贫血的最主要因素是

　　A. 骨髓造血受白血病细胞干扰

　　B. 脾脏大,破坏红细胞过多,红细胞寿命缩短

　　C. 化疗后胃肠功能紊乱,营养缺乏

　　D. 铁摄入不足

　　E. 产生抗红细胞抗体

25. 目前危及患儿最严重的并发症是

　　A. 高白细胞血症　　　　　B. 皮肤黏膜出血　　　　C. 颅内出血

　　D. 贫血　　　　　　　　　E. 感染

【B型题】

(26~27题共用备选答案)

　　A. 单纯羊乳喂养者　　　　B. 早产儿纯母乳喂养者　　C. 母乳喂养并添加蛋黄者

　　D. 母乳喂养并添加猪肝者　E. 牛奶喂养并添加猪肝者

26. 易引起巨幼红细胞性贫血的是

27. 易引起缺铁性贫血的是

第三部分　习 题 答 案

1. A　　2. A　　3. D　　4. C　　5. E　　6. C　　7. B　　8. C　　9. C　　10. B

11. B　　12. C　　13. E　　14. C　　15. D　　16. D　　17. A　　18. B　　19. A　　20. C

21. C　　22. C　　23. C　　24. A　　25. C　　26. A　　27. B

(吴丽芬)

第十一章
泌尿系统疾病患儿的护理

第一部分　学习要点

第一节　儿童泌尿系统解剖生理特点

(一) 解剖特点

2 岁以下健康小儿腹部触诊可扪及肾脏;新生儿肾表面呈分叶状,至 2~4 岁时消失。输尿管易因扩张受压及扭曲而导致梗阻。婴儿膀胱尿液充盈后其顶部常在耻骨联合以上;1.5 岁时可自主排尿。男、女婴均易发生泌尿系上行性细菌感染。

(二) 儿童排尿及尿液特点

1. 不同年龄段儿童排尿次数　见表 11-1。

表 11-1　不同年龄段儿童排尿次数

年龄段	次数(次 / 天)
出生后最初几天	4~5
出生后 1 周后	20~25
1 岁时	15~16
学龄前和学龄期	6~7

注:93% 新生儿在生后 24 小时内开始排尿,99% 在 48 小时内排尿

2. 不同年龄段儿童尿量　见表 11-2。

表 11-2　不同年龄段儿童尿量

年龄段	正常尿(ml/d)	少尿(ml/d)	无尿(ml/d)
婴儿	400~500	< 200	
幼儿	500~600	< 200	
学龄前	600~800	< 300	< 50
学龄儿	800~1400	< 400	

注:新生儿尿量每小时 < 0.1ml/kg 为少尿,每小时 < 0.5ml/kg 为无尿

3. 尿液特点 见表 11-3。

表 11-3 不同年龄段儿童尿液特点

尿液	年龄段	特点
颜色	出生后几天	尿色深,稍浑浊,放置后有红褐色沉淀
	婴幼儿	淡黄透明
酸碱度	出生后几天	强酸性
	以后	中性或弱酸性,pH 在 5~7
渗透压	新生儿	240mmol/L
	1 岁以后	500~800mmol/L
比重	新生儿	1.006~1.008
	1 岁以后	1.011~1.025
尿蛋白		定性试验阴性
		定量不超过 100mg/d
尿沉渣		红细胞＜ 3 个 /HPF,白细胞＜ 5 个 /HPF,偶见透明管型
Addis 计数		蛋白质＜ 50mg,红细胞＜ 50 万个,白细胞＜ 100 万个,管型＜ 5000 个

第二节　急性肾小球肾炎患儿的护理

(一) 临床特点

急性肾小球肾炎,简称急性肾炎,是一组不同病因所致的感染后免疫反应引起的急性弥漫性肾小球炎性病变。其临床特点为急性起病,多有前驱感染史,以血尿为主,伴不同程度蛋白尿,可有水肿、高血压或肾功能不全等。其中多数发生于溶血性链球菌感染。本病为自限性疾病。

(二) 护理要点

1. 休息、控制水盐摄入、利尿、降压

(1) 休息
  1) 一般起病 2 周内应卧床休息
  2) 水肿消退、血压降至正常、肉眼血尿消失后,可下床轻微活动或户外散步
  3) 1~2 个月内活动宜限制,3 个月内避免剧烈活动
  4) 尿内红细胞减少、血沉正常可上学,但需避免体育活动
  5) Addis 计数正常后恢复正常生活

(2) 饮食管理
  1) 尿少水肿时期,限制钠盐摄入
  2) 氮质血症时应限制蛋白质的入量,供给高糖饮食
  3) 一般不必严格限水
  4) 在尿量增加、水肿消退、血压正常后,可恢复正常饮食

(3) 利尿、降压
  1) 应用利尿剂前后注意观察体重、尿量、水肿变化并作好记录
  2) 应用硝普钠现用现配,放置 4 小时后即不能再用,整个输液系统避光
  3) 快速降压时必须严密监测血压、心率和药物的副作用

2. 观察病情变化
  1) 尿量、尿色
  2) 水肿状况
  3) 呼吸、心率、脉搏
  4) 血压

3. 健康教育
- 1) 本病是一种自限性疾病,预后良好
- 2) 强调限制患儿活动是控制病情进展的重要措施
- 3) 增强体质,避免或减少上呼吸道感染是本病预防关键
- 4) 一旦发生了上呼吸道或皮肤感染,及早应用抗生素彻底治疗

第三节　原发性肾病综合征患儿的护理

(一) 临床特点

肾病综合征,简称肾病,是多种原因所致肾小球基底膜通透性增高,导致大量蛋白尿的一种临床症候群。临床具有 4 大特征:大量蛋白尿;低蛋白血症;高胆固醇血症;不同程度的水肿。肾病按病因可分为先天性、原发性和继发性 3 大类,儿童时期绝大多数为原发性肾病。常见并发症有:感染、电解质紊乱和低血容量、血栓形成、急性肾衰竭及生长延迟等。

(二) 护理要点

1. 适当休息
- (1) 一般不必严格限制活动,严重水肿和高血压时需卧床休息
- (2) 病情缓解后可逐渐增加活动量,但勿过度劳累
- (3) 腹水严重时,采取半卧位

2. 调整饮食、减轻水肿
- (1) 优质蛋白、少量脂肪、足量碳水化合物及高维生素饮食
- (2) 每日应给予维生素 D 及适量钙剂
- (3) 大量蛋白尿期间蛋白控制在每日 2g/kg,碳水化合物应 ≥ 126kJ~147kJ (30kcal~35kcal)/(kg·d)
- (4) 重度水肿、高血压、尿少时,给予无盐或低盐饮食
- (5) 高脂血症期以植物性脂肪为宜,同时增加可溶性纤维素

3. 预防感染
- (1) 解释预防感染的重要性
- (2) 做好保护性隔离
- (3) 加强皮肤护理
- (4) 严重水肿者应尽量避免肌内注射
- (5) 及时发现感染灶

4. 用药及护理
- (1) 注意观察激素的副作用
- (2) 遵医嘱及时补充维生素 D 及钙质
- (3) 应用利尿剂时注意观察尿量
- (4) 使用免疫抑制剂期间要多饮水和定期查血象
- (5) 使用抗凝药物(肝素等)过程中注意监测凝血时间及凝血酶原时间

5. 健康教育
- (1) 加强护患沟通
- (2) 讲解激素治疗对本病的重要性
- (3) 采取有效措施预防感染对防止复发至关重要
- (4) 预防接种需在病情完全缓解且停用糖皮质激素 3 个月后才进行
- (5) 教会家长或较大儿童学会试纸检测尿蛋白的变化
- (6) 做好定期门诊随访

第四节　泌尿系统感染患儿的护理

(一) 临床特点

泌尿系统感染是指病原体直接侵入尿路,在尿液中繁殖,并侵犯尿道黏膜或组织而引起的炎症损伤,是儿童泌尿系统常见疾病之一。致病原多数为细菌、真菌和支原体,病毒较少见。最常见的为大

肠埃希菌。上行感染是儿童泌尿道感染的主要途径。

(二)护理要点

1. 维持体温正常
   - (1) 急性期需卧床休息
   - (2) 鼓励患儿大量饮水
   - (3) 给予流质或半流质饮食,食物品种多样
   - (4) 监测体温变化
   - (5) 高热者给予物理降温或药物降温

2. 减轻排尿异常
   - (1) 保持会阴部清洁
   - (2) 可应用654-2等抗胆碱药或应用碳酸氢钠碱化尿液
   - (3) 定期复查尿常规和进行尿培养,取中段尿及时送检;婴幼儿用无菌尿袋收集尿标本;如疑其结果不可靠者可行耻骨上膀胱穿刺抽取尿标本

3. 用药及护理
   - (1) 口服碳酸氢钠以碱化尿液
   - (2) 及早按医嘱应用抗菌药物,注意药物副作用

4. 健康教育
   - (1) 解释本病的护理要点及预防知识
   - (2) 指导按时服药,定期复查,防止复发与再感染

第二部分 习 题

【A1/A2 型题】

1. 急性肾炎引起水肿的主要原因是
   - A. 心力衰竭
   - B. 大量蛋白尿
   - C. 低蛋白血症
   - D. 肾小球滤过率低
   - E. 醛固酮增多

2. 急性肾炎水肿多始于
   - A. 腹部
   - B. 下肢
   - C. 踝部
   - D. 眼睑
   - E. 手背

3. 符合急性肾炎临床表现的是
   - A. 高度凹陷性水肿
   - B. 血清补体正常
   - C. 血胆固醇增高
   - D. 血浆蛋白下降
   - E. 肉眼血尿

4. 急性肾小球肾炎会导致脑病的原因是
   - A. 血尿
   - B. 高度水肿
   - C. 高血压
   - D. 高胆固醇血症
   - E. 少尿

5. 患儿男,8岁,因急性肾小球肾炎入院,目前出现眼睑水肿,尿呈洗肉水色,自觉头晕、乏力。首要的护理措施是
   - A. 严格限制水的入量
   - B. 严格限制蛋白质入量
   - C. 卧床休息
   - D. 监测血压
   - E. 肾区热敷

6. 患儿女,10岁,2个月前曾患肾炎,近日检查结果红细胞沉降率6mm/h,尿红细胞7个每高倍视野,患儿应采取的护理措施是
   - A. 继续卧床休息
   - B. 可以上学,但避免剧烈活动
   - C. 继续使用青霉素
   - D. 可按正常人参加活动
   - E. 仅限于室内活动

7. 患儿男,8岁,两周前发热,诊断为上呼吸道感染。近3天尿量减少,尿色呈浓茶色,眼睑水肿,

半小时前突然头痛,呕吐、视力模糊,首先应采取的护理措施是

    A. 查尿常规   B. 测血压

    C. 应用利尿剂   D. 测体重

    E. 配血备用

8. 患儿男,4 岁,水肿,尿少一个月。查体:全身水肿明显,血压 90/50mmHg,尿蛋白(++++),红细胞 1~2 个/HP,目前患儿最主要的护理问题是

    A. 营养失调:低于机体需要量   B. 潜在并发症:药物的副作用

    C. 有感染的危险   D. 体液过多

    E. 焦虑

9. 患儿因急性肾小球肾炎入院,2 天后尿少、水肿加重,伴呼吸困难,两肺有湿性啰音,心律呈奔马律,肝脏增大,可能并发了

    A. 支气管肺炎   B. 急性肾衰竭   C. 高血压脑病

    D. 急性心力衰竭   E. 电解质紊乱

10. 治疗肾病综合征的首选药物是

    A. 免疫抑制剂   B. 抗生素   C. 利尿剂

    D. 脱水剂   E. 激素

11. 肾病综合征常见的并发症有

    A. 水肿、感染、低蛋白血症   B. 感染、电解质紊乱、血栓形成

    C. 感染、血栓形成、高血压   D. 高胆固醇血症、血栓形成、低血钠

    E. 水肿、电解质紊乱、血栓形成

12. 患儿,5 岁,以肾病综合征收入院。体格检查:体温 37.6℃,颜面、双下肢可凹陷性水肿,阴囊水肿明显。实验室检查:尿蛋白(+++)。目前该患儿最主要的护理问题是

    A. 排尿异常   B. 体液过多

    C. 体温过高   D. 活动无耐力

    E. 皮肤完整性受损的危险

13. 4 岁患儿,女,因全身水肿,以肾病综合征入院。体检:面部、腹壁及双下肢水肿明显。化验结果:尿蛋白(++),胆固醇升高,血浆白蛋白降低。该患儿目前最主要的护理诊断是

    A. 焦虑   B. 排尿异常

    C. 体液过多   D. 有继发感染的可能

    E. 有皮肤完整性受损的可能

14. 患儿男,5 岁。因眼睑水肿 1 周,以肾病综合征收住院。现患儿阴囊皮肤薄而透明,水肿明显。适宜的护理措施是

    A. 高蛋白饮食   B. 绝对卧床休息

    C. 严格限制水的入量   D. 保持床铺清洁、柔软

    E. 用丁字带托起阴囊,并保持干燥

15. 婴幼儿少尿是指 24 小时尿量少于

    A. 30ml   B. 50ml   C. 100ml

    D. 150ml   E. 200ml

16. 小儿泌尿系统感染,最常见的致病菌是

    A. 表皮葡萄球菌   B. 金黄色葡萄球菌

    C. 变形杆菌   D. 肠杆菌

    E. 大肠埃希菌

(17~19 题共用题干)

患儿 8 岁,患上呼吸道感染 2 周后,出现食欲减退、乏力、尿少、水肿。体温 37.5℃、血压增高。尿蛋白、红细胞各(+),补体 C3 降低。诊断为急性肾小球肾炎。

17. 其首选的护理诊断/问题是

    A. 体温升高   B. 体液过多   C. 营养不足

    D. 排尿异常   E. 活动无耐力

18. 该患儿的护理措施哪项正确

    A. 严格卧床休息 1~2 周   B. 给予易消化的普食

    C. 血尿消失后可加强锻炼   D. 每日留取晨尿送培养

    E. 严格控制蛋白质摄入量

19. 该患儿入院 3 天后,症状加重,呼吸困难,不能平卧;肺部有湿啰音,心音低钝,有奔马律,肝右肋下 3cm,可能发生了

    A. 肺部感染   B. 电解质紊乱

    C. 急性心力衰竭   D. 高血压脑病

    E. 急性肾功能不全

(20~22 题共用题干)

4 岁患儿,女,因全身水肿,以肾病综合征收入院。体检:面部、腹壁及双下肢水肿明显。化验检查:尿蛋白(++++),胆固醇升高,血浆白蛋白降低。

20. 该患儿目前最主要的护理诊断是

    A. 焦虑   B. 排尿异常

    C. 体液过多   D. 有继发感染的可能

    E. 有皮肤完整性受损的可能

21. 目前给予最主要的护理措施是

    A. 卧床休息   B. 无盐饮食   C. 高蛋白饮食

    D. 高脂肪饮食   E. 肌内注射给药

22. 若病情好转,出院时健康指导应强调

    A. 介绍本病病因   B. 说明本病的治疗反应

    C. 遵医嘱服药,不能随便停药   D. 说明不能剧烈活动的重要性

    E. 讲解预防复发的注意事项

(23~24 题共用备选答案)

    A. 肺炎球菌   B. 沙门氏菌

    C. 金黄色葡萄球菌   D. 溶血性链球菌

    E. 大肠埃希菌

23. 泌尿道感染的主要病因是

24. 急性肾小球肾炎的主要病因是

(25~26 题共用备选答案)

    A. 鼓励多饮水   B. 应用利尿剂   C. 应用强心剂

    D. 严格控制水、钠摄入   E. 应用脱水剂

25. 急性肾炎发生肾衰竭时应

26. 泌尿道感染的处理是

第三部分 习 题 答 案

1. D   2. D   3. E   4. C   5. C   6. B   7. B   8. D   9. D   10. E
11. B   12. B   13. C   14. E   15. E   16. E   17. B   18. A   19. C   20. C
21. A   22. C   23. E   24. D   25. D   26. A

(吴心琦)

第十二章
神经系统疾病患儿的护理

第一部分　学习要点

第一节　儿童神经系统解剖特点及检查

(一) 儿童神经系统解剖特点

儿童脑发育是持续动态的成熟过程。胎儿期神经系统最先发育。新生儿颅骨软,颅缝及前囟未闭,硬膜下腔小。脑组织形态接近成人,但功能不成熟,神经元数目不比成人少,但突触结构未发育完善。脊髓的发育与运动功能发育相平衡,但与脊柱的发育相对不平衡,做腰椎穿刺时定位要低。

(二) 神经系统疾病患儿检查

1. 体格检查　包括一般检查,如意识、精神行为状态、头部、面容等;脑神经检查、运动检查,如肌容积、肌张力、肌力、共济运动等;儿童反射检查分为两大类,第一类为终身存在的反射,即浅反射和深反射(腱反射);第二类为暂时性反射,又称原始反射。病理反射,需注意正常2岁以内婴幼儿可呈现双侧巴宾斯基征阳性,若反射恒定不对称或2岁后持续阳性者,提示锥体束损害;脑膜刺激征,婴儿由于囟门和颅骨缝未闭可以缓解颅内压,因而脑膜刺激征可能不明显或出现较晚。

2. 神经系统辅助检查　重点介绍几种中枢神经系统感染脑脊液检查特点,从脑脊液压力、外观、细胞数、蛋白、糖和氯化物等方面可鉴别。

第二节　化脓性脑膜炎患儿护理

(一) 临床特点

本病在儿童,尤其是婴幼儿中较常见。死亡率和后遗症发生率高,属于儿童严重感染性疾病。脑膜炎奈瑟菌、肺炎链球菌及流感嗜血杆菌感染者多见。临床表现为感染中毒表现、急性脑功能障碍表现、颅内压增高和脑膜刺激征表现,新生儿与小于3个月的婴幼儿表现不典型。常见的并发症有硬膜下积液、脑室管膜炎、脑积水等。治疗主要以抗生素治疗为基础,配合激素、对症支持治疗和做好并发症治疗。

(二) 护理要点

1. 维持体温正常
- (1) 密切监测体温变化,每4小时测一次
- (2) 温湿度适宜:室温维持在18~22℃,相对湿度50%~60%
- (3) 合理降温:体温超过38.5℃时给予物理降温,必要时给予药物降温
- (4) 保持皮肤清洁舒适
- (5) 防止虚脱
- (6) 遵医嘱用抗生素

2. 密切观察病情变化
- (1) 指标:生命体征、意识、面色、瞳孔、前囟
- (2) 及时发现惊厥先兆并给予处理
- (3) 警惕脑疝、呼吸衰竭等危险出现
- (4) 密切监测并发症发生

3. 防止外伤及意外
- (1) 环境舒适,专人陪护,呕吐时防窒息
- (2) 惊厥发作时做好安全护理
- (3) 做好生活护理

4. 给予合理的营养
- (1) 满足需要:根据年龄、体重和营养状况
- (2) 选择高热量、高蛋白和高维生素易消化清淡饮食
- (3) 根据病情选择恰当给予方式
- (4) 呕吐患儿耐心喂养,少食多餐,必要时静脉营养

5. 减轻焦虑/恐惧
- (1) 以患儿理解方式表达安慰、关心和爱护
- (2) 家长可接受方式解释说明,取得配合
- (3) 提供信息支持和指导情绪发泄

6. 健康教育
- (1) 宣传化脓性脑膜炎预防知识
- (2) 积极治疗造成化脓性脑膜炎原发病
- (3) 指导家长康复护理

第三节　急性病毒性脑炎患儿的护理

(一) 临床特点

本病病程多具有自限性,一年四季均可发病。最常见病原是肠道病毒。临床表现包括前驱症状即急性全身感染表现,随后出现中枢神经症状如弥漫性大脑病变和局限性大脑病变。治疗原则无特异性治疗方法,急性期以支持和对症治疗为主。

(二) 护理要点

1. 维持体温正常
- (1) 密切监测体温变化,每4小时测一次
- (2) 温湿度适宜:室温维持在18~22℃,相对湿度50%~60%
- (3) 合理降温:体温超过38.5℃时给予物理降温,必要时给予药物降温
- (4) 保持皮肤清洁舒适
- (5) 防止虚脱
- (6) 遵医嘱用抗病毒药物

2. 密切观察病情,防止并发症
- (1) 指标:生命体征、意识、面色、瞳孔、前囟
- (2) 及时发现惊厥先兆并给予处理
- (3) 警惕脑疝、呼吸衰竭等危险出现
- (4) 密切监测并发症发生

3. 防止外伤和意外
- (1) 环境舒适,专人陪护
- (2) 呕吐时防窒息
- (3) 惊厥发作时做好安全护理
- (4) 做好生活护理

4. 促进脑功能恢复
- (1) 减少刺激,保持安静,吸氧减轻脑缺氧
- (2) 遵医嘱用药:脱水剂、镇静药;脑细胞代谢药

5. 维持皮肤完整性,促进肢体功能恢复
- (1) 协助患儿做好生活护理
- (2) 做好皮肤护理,预防压疮
- (3) 置于舒适体位
- (4) 肢体保持功能位
- (5) 进行肢体功能锻炼
- (6) 昏迷患儿取侧卧位,保持呼吸道通畅
- (7) 翻身拍背,预防坠积性肺炎

6. 健康教育
- (1) 介绍疾病相关治疗、护理和预后方面知识
- (2) 宣传病毒性脑炎预防知识
- (3) 指导家长做好患儿康复护理

第四节　脑性瘫痪患儿的护理

(一) 临床特点

引起脑瘫的危险因素很多,可发生在出生前、出生时和出生后。脑瘫患儿表现具有多样性,但一般均具有四大共性表现:运动发育落后、主动运动减少,肌张力异常,姿势异常和反射异常。临床分型,按运动障碍可分为4型,其中痉挛型最常见;按瘫痪受累部位可分为7型。一半左右的患儿可伴有智力低下、癫痫、视听觉障碍、语言障碍等表现。脑瘫的治疗原则是早发现、早干预;按小儿运动发育规律,循序渐进促进正常运动发育,抑制异常运动和姿势;利用各种有益手段对患儿进行全面综合治疗;采用家庭训练和医生指导相结合方式。

(二) 护理要点

1. 实施功能训练,促进功能发展
- (1) 一旦确诊,立即进行,循序渐进,从简单到复杂,从主动到被动多种方式配合
- (2) 日常生活活动能力训练:改善患儿生活自理能力,提高生活质量训练进食、洗漱、排泄、进食、书写技能等
- (3) 根据年龄、病情、上肢功能、认知功能定计划目标
- (4) 促进认知功能发育训练:注意力、记忆力、计算能力、综合能力等训练
- (5) 运动功能训练:针对运动障碍和异常姿势

2. 给予合理的营养
- (1) 选择高热量、高蛋白和高维生素易消化清淡饮食
- (2) 根据病情和患儿功能状况选择恰当给予方式
- (3) 鼓励并协助自主进食

3. 维持皮肤完整性
- (1) 做好预防压疮护理
- (2) 保护患侧肢体,防止不随意运动损伤
- (3) 若出现压疮,则按压疮处理方法处理

4. 心理护理
- (1) 安慰、鼓励家长,提供帮助,使其树立耐心和信心
- (2) 发挥各方面力量,关爱脑瘫患儿
- (3) 鼓励帮助患儿参与集体活动

5. 健康教育
- (1) 预防保健:产前、产时、产后保健
- (2) 指导家长正确护理患儿和康复训练
- (3) 心理健康指导:细心呵护患儿,不可歧视或过度溺爱

第五节　注意力缺陷多动症患儿的护理

（一）临床特点

注意力缺陷多动障碍在儿童中较为常见,其患病率在 6%~9%,男孩多于女孩。病原较为复杂,与遗传因素、神经系统生理生化因素、解剖因素和心理 - 社会因素有关。注意缺陷多动障碍的主要临床表现为注意障碍、活动过度及冲动,并常常伴有学习困难、情绪和行为方面的障碍。治疗主要以药物治疗结合行为治疗的方法,神经兴奋剂是常用药。

（二）护理要点

1. 减轻焦虑情绪
　　(1) 多方面配合,改善患儿行为
　　(2) 寻找病因,减轻患儿精神负担
　　(3) 多鼓励表扬,减少不良刺激
　　(4) 严格制止患儿攻击和破坏性行为

2. 合理安排生活学习
　　(1) 生活指导:制订简单可行的生活制度
　　(2) 学习指导:合理安排课程和学习计划

3. 用药及护理
　　(1) 指导用药:小剂量、不影响睡眠、节假日停药,6 岁以下及青春期后原则不用药
　　(2) 监测药物副作用

4. 健康教育
　　(1) 介绍疾病相关知识,强调指导及心理护理的重要性
　　(2) 指导患儿家长、教师矫正患儿不良行为表现的方法
　　(3) 指导安全用药

第二部分　习　　题

【A1/A2 型题】

1. 小儿大脑耗氧量在基础代谢状态下占总耗氧量的
　　A. 60%　　　　　　　　　　B. 50%　　　　　　　　　　C. 40%
　　D. 30%　　　　　　　　　　E. 20%

2. 以下是化脓性脑膜炎患儿最危险的表现是
　　A. 意识障碍　　　　　　　　B. 惊厥　　　　　　　　　　C. 高热
　　D. 脑疝　　　　　　　　　　E. 脑水肿

3. 患儿,女,2.5 岁,发热伴意识障碍 1 天入院,体温 39.8℃,频繁呕吐,抽搐,脑膜刺激征阳性,血压下降,皮肤有瘀点瘀斑,根据临床表现确诊为 "化脓性脑膜炎",该患儿的化脓性脑膜炎属于
　　A. 亚急性　　　　　　　　　B. 普通型　　　　　　　　　C. 缓慢型
　　D. 流行性　　　　　　　　　E. 暴发型

4. 一患儿因脑炎昏迷,为防止坠积性肺炎发生,护理措施主要是
　　A. 监测生命体征　　　　　　　　　　B. 观察神智
　　C. 观察面色　　　　　　　　　　　　D. 监测瞳孔变化
　　E. 翻身拍背,雾化吸入,吸痰

5. 患儿,女,2 岁。发热 3 天,近 1 天频繁呕吐,惊厥 3 次。体检:精神萎靡,前囟 1cm×1cm,隆起,颈强直,布氏征(+)。脑脊液外观混浊,白细胞 $3×10^9$/L,多核白细胞 0.8,蛋白 3g/L,糖 1.4mmol/L,最可能的诊断是
　　A. 结核性脑膜炎　　　　　　　B. 化脓性脑膜炎　　　　　　　C. 瑞氏综合征

D. 新型隐球菌脑膜炎　　　　　　　　E. 病毒性脑膜炎

6. 患儿，女，3 岁。运动发育落后，自主运动不协调，下肢肌张力增高，抱起时双腿交叉呈剪刀样，最有可能的诊断是

  A. 癫痫局限性发作　　　　　　B. 脑性瘫痪　　　　　　　C. 癫痫大发作

  D. 注意力缺陷　　　　　　　　E. 癫痫小发作

7. 小儿脑瘫最常见的类型是

  A. 肌张力低下型　　　　　　　B. 痉挛型　　　　　　　　C. 手足徐动型

  D. 共济失调型　　　　　　　　E. 强直型

8. 幼儿期脊髓末端达

  A. 第 5 腰椎水平　　　　　　　B. 第 4 腰椎水平　　　　　C. 第 3 腰椎水平

  D. 第 2 腰椎水平　　　　　　　E. 第 1 腰椎水平

9. 90% 以上的化脓性脑膜炎发生在

  A. 生后 1 年以内　　　　　　　B. 生后 2 年以内　　　　　C. 1 个月 ~5 岁之间

  D. 3~4 岁之间　　　　　　　　E. 5~7 岁之间

10. 儿童脑脊液蛋白最多为

  A. 600mg/L　　　　　　　　　B. 500mg/L　　　　　　　C. 400mg/L

  D. 300mg/L　　　　　　　　　E. 200mg/L

11. 2 岁以内可视为生理现象的病理反射是

  A. 戈登征　　　　　　　　　　B. 凯尔尼格征　　　　　　C. 霍夫曼征

  D. 巴宾斯基征　　　　　　　　E. 布鲁津斯基征

12. 对颅内压增高患儿的护理措施**不正确**的是

  A. 吸氧　　　　　　　　　　　　　　　　B. 卧床，头肩部抬高 25~30℃

  C. 静脉滴注抗生素　　　　　　　　　　　D. 利尿

  E. 静脉推注 20% 甘露醇

13. 某化脓性脑膜炎患儿在治疗过程中，出现一侧瞳孔扩大，四肢肌张力增高，呼吸深而慢。该患儿最有可能并发了

  A. 蛛网膜下腔出血　　　　　　B. 脑积水　　　　　　　　C. 脑疝

  D. 硬膜下积液　　　　　　　　E. 脑栓塞

14. 患儿，男，10 岁，上课不能静坐于座位上，不能按时完成作业，上课常干扰他人，任性易冲动，智力正常。最可能的诊断是

  A. 手足徐动性脑性瘫痪　　　　　　　　B. 共济失调性脑性瘫痪

  C. 智力低下　　　　　　　　　　　　　D. 精神分裂症

  E. 注意力缺陷多动症

【A3/A4 型题】

(15~17 题共用题干)

患儿，男，8 岁，因"注意力不集中、多动"来就诊。上学半年来症状明显，时有冲动，人际关系差，学习成绩不稳定。体检未见明显异常，智力正常，脑电图示轻度异常。

15. 此患儿最有可能的诊断是

  A. 注意力缺陷多动障碍　　　　B. 脑发育不全　　　　　　C. 颅内肿瘤

  D. 多发性抽动症　　　　　　　E. 精神分裂症

16. 此患儿首选的药物为

  A. 哌甲酯(利他林)　　　　　　B. 地西泮　　　　　　　　C. 硫必利(泰必利)

D. 丙米嗪　　　　　　　　　　　　E. 可乐定

17. 下列护理措施中，**不正确**的是

    A. 去除致病因素　　　　　　　　B. 和家长、学校配合共同管理

    C. 将患儿与正常孩子隔离　　　　D. 以适当方法制止其攻击行为

    E. 引导患儿开展适当的文体活动

(18~20题共用题干)

某患儿，2岁，1周前受凉，咳嗽，3天来发热，呕吐，烦躁。体检：体温39℃，精神萎靡，脑膜刺激征阳性，为确诊做腰椎穿刺术。

18. 护士配合腰椎穿刺术，以下哪项**不妥**

    A. 取侧卧位　　　　　　　　　　B. 头部去枕使脊椎高于头部

    C. 头部俯屈到胸　　　　　　　　D. 双膝弯曲腹背呈弓形

    E. 协助患儿时动作轻柔

19. 下列哪项腰椎穿刺术后的护理**不正确**

    A. 术后去枕平卧4~6小时　　　　B. 术后24小时可下床

    C. 颅内压较高者可饮水　　　　　D. 密切观察意识、瞳孔变化

    E. 及早发现脑疝前驱症状

20. 腰椎穿刺的部位是

    A. 第1~2腰椎之间　　　　　　　B. 第1~3腰椎之间

    C. 第2~3腰椎之间　　　　　　　D. 第5~6腰椎之间

    E. 第4~5腰椎之间

【B型题】

(21~22题共用备选答案)

    A. 以精神和意识障碍为突出表现

    B. 中枢性运动障碍，姿势异常

    C. 发热呕吐，脑膜刺激征阳性，进行性休克

    D. 注意力缺陷，活动过度

    E. 肢体某一部分抽搐，不伴意识障碍

21. 脑性瘫痪

22. 化脓性脑膜炎

(23~24题共用备选答案)

    A. 30~80mmH$_2$O　　　　　　　B. 70~200mmH$_2$O

    C. 2.8~4.4mmol/L　　　　　　　D. 20~106mmol/L

    E. 117~127mmol/L

23. 新生儿脑脊液压力为

24. 儿童脑脊液中氯化物含量为

(25~26题共用备选答案)

    A. 巴宾斯基征　　　　　　　　　B. 拥抱反射

    C. 腹壁反射　　　　　　　　　　D. 瞳孔反射

    E. 角膜反射

25. 出生时**不存在**，以后逐渐出现并**不消失**的反射是

26. 出生存在，以后逐渐**消失**的反射是

第三部分 习题答案

1. B   2. D   3. E   4. E   5. B   6. B   7. B   8. C   9. C   10. C
11. D   12. C   13. C   14. E   15. A   16. A   17. C   18. B   19. C   20. E
21. B   22. C   23. A   24. E   25. C   26. B

（牛　霞）

第十三章
内分泌系统疾病患儿的护理

第一部分 学 习 要 点

第一节 儿童内分泌系统的特点

儿童内分泌疾病的临床特点

1. 从胚胎形成直至青春发育期,内分泌系统处于不断的发育和成熟中,而内分泌系统的功能与胎儿器官的形成、分化与成熟以及青少年的生长发育、生理功能、免疫机制等密切相关。在此过程中,激素的产生、分泌、结构和功能异常均可造成内分泌疾病。

2. 儿童内分泌疾病的种类与成人不同,部分内分泌疾病的临床特征、发病机制、治疗手段也与成人有较大区别,而且儿童内分泌疾病在不同的年龄阶段各有特点。

3. 儿童常见的内分泌疾病主要有生长迟缓、性分化异常、性早熟、甲状腺疾病、糖尿病、肾上腺疾病、尿崩症等。

4. 儿童内分泌疾病一旦确诊,常常需要终生替代治疗,治疗剂量需个体化,并根据病情以及生长发育情况及时调整。在治疗过程中需要密切随访,以保证患儿有正常的生长发育。

第二节 生长激素缺乏症患儿的护理

(一)临床特点

1. 原发性生长激素缺乏症

(1)生长障碍:患儿出生时身长和体重均可正常,1岁以后呈现生长发育减慢,身高落后比体重低下更为明显,身高低于同年龄、同性别正常健康儿童生长曲线第3百分位以下(或低于平均数减两个标准差),身高每年增长 < 5cm,严重者仅2~3cm。患儿虽生长落后,但身体各部比例匀称,与其实际年龄相符,手足较小。

(2)骨成熟延迟:牙齿萌出延迟且排列不整齐,囟门闭合延迟。骨骼发育落后,骨龄延迟,落后于实际年龄2岁以上,但与其身高年龄相仿,骨骼融合较晚。多数患儿青春发育延迟(与骨龄成熟程度有关)。

(3)智力发育正常:部分患儿同时伴有其他垂体激素缺乏的表现,如伴有TSH缺乏,可有食欲不振、不爱活动等轻度甲状腺功能不足症状;伴有促性腺激素缺乏,可有性腺发育不良,出现小阴茎,到青春期仍无性器官发育和第二性征缺乏等表现;伴有促肾上腺皮质激素(ACTH)缺乏,易发生低血糖。

2. 继发性生长激素缺乏症 可发生于任何年龄,其中由围生期异常情况导致者,常伴有多饮多尿,部分性尿崩症表现。有颅脑肿瘤者,伴有头痛、呕吐、视野缺损等颅内压增高以及视神经受压迫等症状和体征。

（二）护理要点

1. 指导用药，促进生长发育
   - （1）生长激素替代治疗：广泛应用基因重组人生长激素（r-hGH）替代治疗，大多 0.1U/kg，每晚临睡前皮下注射，6~7 次 / 周，持续至骨骼闭合为止
   - （2）生长激素释放激素治疗：用于下丘脑功能缺陷、GHRH 释放不足的 GHD 患儿
   - （3）性激素治疗：同时伴有性腺轴功能障碍的 GHD 患儿，在骨龄达 12 岁时可开始应用性激素治疗，以促使第二性征的发育。男孩用长效庚酸睾酮 25mg/ 月，肌内注射，每 3 个月增加 25mg，直至 100mg；女孩用炔雌醇 1~2μg/d，或妊马雌酮，剂量自 0.3mg/d 起，酌情逐渐增加，同时需监测骨龄

2. 心理干预
   - （1）多与患儿沟通，增强患儿的勇气，与患儿及其家人建立良好信任关系
   - （2）鼓励患儿表达自己的情感和想法，帮助其适应日常生活、社会活动和人际交往
   - （3）正确的看待自我形象改变，树立正确的自我概念
   - （4）帮助家长正确认识患儿的疾病，赢得家长对患儿疾病治疗和心理护理的合作与支持

第三节　先天性甲状腺功能减低症患儿的护理

（一）临床特点

1. 散发性先天性甲状腺功能减低主要特征　智能落后、生长发育迟缓、生理功能低下。

（1）新生儿甲状腺功能减低：主要表现为胃肠蠕动减低症状、生理性黄疸时间延长及生理功能低下。

（2）婴幼儿甲状腺功能减低的临床表现：见表 13-1。

表 13-1　婴幼儿甲状腺功能减低的临床表现

主要表现	具体表现
特殊面容	头大，颈短；面部黏液水肿，眼睑水肿，眼距宽，眼裂小；鼻梁宽平；舌大而宽厚、常伸出口外；皮肤苍黄、干燥，毛发稀少
生长发育落后	身材矮小，躯干长而四肢短，上部量与下部量比值 > 1.5。囟门关闭迟，出牙迟
生理功能低下"四少（差）一多"	精神差，食欲差，少动，少哭，嗜睡；低体温，脉搏缓慢，呼吸缓慢，心音低钝，胃肠蠕动缓慢，性发育迟缓
神经系统症状	表情呆板、淡漠，动作发育迟缓，智力低下等

2. 地方性甲状腺功能减低症的临床表现　见表 13-2。

表 13-2　地方性甲状腺功能减低症的临床表现

主要表现	具体表现
"神经性"综合征	共济失调、痉挛性瘫痪、聋哑和智力低下；身材正常且甲状腺功能正常或仅轻度减低
"黏液水肿性"综合征	显著的生长发育和性发育落后、黏液水肿、智能低下；血清 T_4 降低、TSH 增高

（二）护理要点

1. 保证营养供给
   - （1）对吮吸困难、吞咽缓慢者要耐心喂养，提供充足的进餐时间，必要时用滴管喂养或鼻饲
   - （2）食物选择：患儿应用药物治疗好转后，选择高蛋白、高维生素、富含钙及铁剂的易消化食物

2. 用药及护理 {
(1) 终生服药
(2) 根据化验结果调整剂量
(3) 剂量观察：防止剂量过大或过小，定期随访
(4) 副作用观察
}

3. 加强行为训练，提高自理能力 {
(1) 通过各种方法加强智力、行为训练，以促进生长发育，使其掌握基本生活技能
(2) 加强患儿日常生活护理，防止意外伤害发生
}

4. 宣传新生儿筛查的重要性 {
(1) 在内分泌代谢性疾病中的发病率最高
(2) 早期诊断至关重要
(3) 出生后 1~2 个月即开始治疗者，可避免严重的神经系统功能损害
}

第四节　儿童糖尿病患儿的护理

（一）临床特点

1. 小儿糖尿病特点　典型表现为"三多一少"症状和酮症酸中毒症状。

2. 婴幼儿糖尿病特点　遗尿或夜尿增多，多饮多尿不易被察觉，很快发生脱水和酮症酸中毒，多表现为起病急，进食减少，恶心、呕吐、腹痛、关节或肌肉疼痛，皮肤黏膜干燥、呼吸深长、呼气中有酮味，脉搏细速、血压下降，体温不升，甚至嗜睡、淡漠或昏迷。

（二）护理要点

1. 饮食管理 {
(1) 将全日热卡分三餐，早、午、晚分别为 1/5、2/5、2/5，每餐中留出少量（5%）做餐间点心
(2) 食物富含蛋白质、纤维素，限制纯糖、饱和脂肪酸
(3) 禽、鱼类、各种瘦肉类为较理想的动物蛋白质来源；糖类以含纤维素高的，如糙米或玉米等粗粮为主；脂肪以含多价不饱和脂肪酸的植物油为主，限制动物脂肪的摄入；蔬菜选用含糖较少者
(4) 每日进食应定时，饮食量在一段时间内应固定不变
}

2. 胰岛素的应用及护理 {
(1) 剂量供给：新诊断的患儿一般用量为每日 0.5~1.0U/kg
(2) 注射方案：多采用每日皮下注射 2 次
(3) 应用种类：常规胰岛素（RI）、中效胰岛素（NPH）、长效鱼精蛋白锌胰岛素（PZI）
(4) 注射方法 {
① 注射器具：尽量用同一型号的 1ml 注射器（每 0.4ml 为 1U）或胰岛素笔
② 注射部位：腹壁、股前壁、上臂外侧、臀部，每次注射遵循轮换原则，注射点相隔 1~2cm，1 个月内不要在同一部位注射 2 次，以免局部皮下脂肪萎缩硬化
}
(5) 剂量调整：根据尿糖及血糖监测结果，每 2~3 天调整胰岛素剂量 1 次，直至血糖平稳；根据病情发展调整胰岛素剂量
(6) 注意事项：防止胰岛素过量或不足，避免出现 Somogyi 现象及黎明现象
}

3. 运动治疗 {
(1) 应每天适当运动
(2) 运动的种类及剧烈程度应根据年龄和运动能力安排
(3) 运动时必须做好胰岛素用量和饮食调节，运动前减少胰岛素用量或加餐，避免发生运动后低血糖
}

4. 糖尿病酮症酸中毒的护理
(1) 密切观察病情变化：监测血气、电解质以及血和尿液中糖和酮体的变化
(2) 纠正水、电解质、酸碱平衡的紊乱
(3) 胰岛素治疗：多采用小剂量胰岛素滴注，先静脉推注 0.1U/kg 胰岛素，然后按每小时 0.1U/kg 的剂量缓慢匀速静脉输入，严密监测血糖波动，随时调整治疗方案
(4) 控制感染

第二部分　习　题

【A1/A2 型题】

1. 克汀病新生儿期的早期表现是
    A. 生理性黄疸延长　　　　　　　B. 腹胀、便秘　　　　　　C. 体温低
    D. 心率慢　　　　　　　　　　　E. 少哭多睡、声音嘶哑

2. 服用甲状腺素制剂时，应同时加用以下哪种可满足机体的代谢需要
    A. 钾盐　　　　　　　　　　　　B. 高蛋白、高维生素食物　C. 钠盐
    D. 利尿剂　　　　　　　　　　　E. 碘盐

3. 先天性甲状腺功能减低症的患儿在治疗刚开始时的随访应间隔多久最为合适
    A. 1 周　　　　　　　　　　　　B. 2 周　　　　　　　　　C. 1 个月
    D. 不定期随访　　　　　　　　　E. 可半年一次

4. 儿童糖尿病以下列哪种最多见
    A. 1 型糖尿病　　　　　　　　　B. 2 型糖尿病　　　　　　C. 肾性糖尿病
    D. 继发性糖尿病　　　　　　　　E. 婴儿暂时性糖尿病

5. 关于糖尿病的饮食安排，下列选项正确的是
    A. 必须充分满足生长发育的需要
    B. 高蛋白、高纤维素食物为主
    C. 少量多餐
    D. 能保持正常体重，维持血脂正常，血糖波动少
    E. 以上都正确

6. 治疗呆小病时，用甲状腺素的方法下列选项正确的是
    A. 一经确诊即终生服药　　　　　　B. 维持量长期应用不变
    C. 维持量随年龄增加，每 1~2 年增加 1 次　　D. 临床症状消失后停药
    E. 用药至临床症状好转的量即为维持量

7. 呆小病的临床表现应**除外**
    A. 头大颈短　　　　　　　　　　B. 特殊面容　　　　　　　C. 上部量短，下部量长
    D. 智力低下　　　　　　　　　　E. 怕冷

8. 散发性呆小病的主要表现应**除外**
    A. 基础代谢率低　　　　　　　　B. 特殊面容　　　　　　　C. 生长发育落后
    D. 心音低钝　　　　　　　　　　E. 智力正常

9. 甲状腺素的副作用应**除外**
    A. 消化功能障碍　　　　　　　　B. 神经兴奋性增高　　　　C. 体重下降
    D. 心悸　　　　　　　　　　　　E. 生长发育受影响

10. 下列选项**不是**小儿糖尿病临床特点的是
    A. 起病较急　　　　　　　B. 多饮、多尿、多食明显　　C. 体重减轻
    D. 易患感染　　　　　　　E. 常出现糖尿病性周围神经炎

11. 呆小病的皮肤、毛发特点**不包括**
    A. 常有湿疹,头发呈黄褐色　　B. 面色苍黄、皮肤粗糙　　C. 黏液性水肿
    D. 少汗　　　　　　　　　　E. 头发稀少干枯

【A3/A4 型题】

(12~13 题共用题干)

女婴,9 个月。因生后活动少,少哭,进食少,便秘来诊。体检:头发稀少而干枯,轻度贫血,发际较低,眼睑水肿,心率每分钟 90 次,腹膨有脐疝。

12. 下列哪项体征符合本患儿
    A. 方颅,赫氏沟　　　　　　B. 皮肤粗糙　　　　　　　C. 肤纹异常
    D. 皮肤白皙　　　　　　　　E. 眼内眦赘皮,角膜混浊

13. 该患儿首选的实验室检查是
    A. 血胆固醇、甘油三酯测定　　B. 血清碱性磷酸酶测定　　C. 血清 T_3、T_4、TSH 测定
    D. 血电解质钠、钾、氯、钙测定　　E. 染色体核型分析

(14~16 题共用题干)

2 岁女孩,因 "吃奶差、腹胀、便秘近两年" 来诊,该患儿出生后不久即表现喂养困难、吃奶差、少哭、少动、腹胀、便秘、哭声嘶哑,近 2~3 个月出现面部眼睑水肿。至今不会说话、不会走路。查体:体温 35.7℃,呼吸 22 次 / 分,心率 66 次 / 分,皮肤粗糙,毛发干枯,表情呆滞,声音嘶哑,眼距宽,鼻根低平,舌伸出口外,面部眼睑水肿,双肺听诊无啰音,心音低钝,腹膨隆,有脐疝,四肢肌张力弱。

14. 该患儿最可能的诊断是
    A. 21- 三体综合征　　　　　　B. 先天性甲状腺功能减低症
    C. 苯丙酮尿症　　　　　　　　D. PKU
    E. 先天性生长激素缺乏症

15. 可以确定诊断的检查是
    A. 染色体检查　　　　　　　　B. 血丙氨酸浓度　　　　　C. GH 刺激试验
    D. 血清 T_3、T_4、TSH 浓度　　E. 骨龄 X 线片

16. 应选择的最佳治疗药物是
    A. 激素　　　　　　　　　　　B. 多巴胺　　　　　　　　C. 甲巯咪唑
    D. 左甲状腺素钠　　　　　　　E. 钙剂

【B 型题】

(17~19 题共用备选答案)
    A. 软骨营养不良　　　　　　　B. 甲状腺功能增强　　　　C. 甲状腺功能减低
    D. 甲状旁腺分泌增加　　　　　E. 甲状旁腺分泌不足

17. 维生素 D 缺乏性佝偻病的发病机制是
18. 维生素 D 缺乏性手足搐搦症的发病机制是
19. 呆小病的发病机制是

(20~22 题共用备选答案)
    A. 头大躯干长,四肢粗短,智力正常
    B. 智力落后,皮肤毛发色浅,尿有鼠臭味

C. 眼距宽、眼裂小,外眦上斜、内眦赘皮,耳小异形

D. 头大颈短,面部黏液水肿,腹胀便秘

E. 前囟晚闭,出牙延迟,智力发育正常

20. 先天性甲状腺功能减低症的临床表现是

21. 21-三体综合征的临床表现是

22. 苯丙酮尿症的临床表现是

第三部分 习 题 答 案

1. A   2. B   3. B   4. A   5. E   6. A   7. C   8. E   9. E   10. E

11. A   12. B   13. C   14. B   15. D   16. D   17. D   18. E   19. C   20. D

21. C   22. B

(张 瑛)

第十四章
免疫缺陷病和风湿免疫性疾病患儿的护理

第一部分　学　习　要　点

第三节　风湿免疫性疾病患儿的护理

(一) 风湿热患儿的护理

1. 临床要点　风湿热是一种与 A 组乙型溶血性链球菌感染密切相关的免疫炎性疾病。临床表现为发热,多伴有心肌炎、关节炎,较少伴有舞蹈病、皮下结节和环形红斑等症状。治疗原则以控制感染、抗风湿热治疗和对症治疗为主。

2. 护理要点

(1) 防止严重的心功能损害
1) 限制活动:急性期卧床休息 2 周;重者 6~12 周,活动量要根据心率、心音、呼吸、有无疲劳而调节
2) 监测病情,如有变化及时处理
3) 加强饮食管理,详细记录出入量
4) 按医嘱抗风湿治疗,配合强心、吸氧、利尿、维持水及电解质平衡等治疗

(2) 缓解关节疼痛
1) 保持舒适的体位,避免患肢受压,移动肢体时动作要轻柔,也可用热水袋热敷局部关节止痛
2) 注意患肢保暖,避免寒冷潮湿,并作好皮肤护理

(3) 维持正常体温
1) 密切观察体温变化,注意热型
2) 降低体温,高热时采用物理降温法或按医嘱抗风湿治疗

(4) 用药及护理
1) 注意观察药物副作用:如阿司匹林可引起胃肠道反应,肝功能损害和出血;泼尼松可引起如满月脸、肥胖、消化道溃疡;洋地黄敏感且易出现中毒,如有无恶心、呕吐、心律不齐、心动过缓等副作用
2) 可饭后服药以减少对胃的刺激
3) 按医嘱加用维生素 K 防止出血

(5) 心理护理
1) 向患儿耐心解释各项检查、治疗、护理措施的意义,以争取其配合
2) 关心爱护患儿,及时解除各种不适感,缓解急躁情绪

（6）健康教育
- 1）积极锻炼身体,增强体质
- 2）合理安排患儿的日常生活,避免剧烈的活动,防止受凉
- 3）讲解疾病的有关知识和护理要点,使家长学会观察病情、预防感染和防止疾病复发的各种措施
- 4）定期到医院门诊复查,强调预防复发的重要性

（二）川崎病患儿的护理

1. 临床要点　川崎病又称为皮肤黏膜淋巴结综合征,是一种以全身中、小动脉炎为主要病理改变的急性发热出疹性疾病,最严重的危害是冠状动脉损伤所致的冠状动脉扩张和冠状动脉瘤的形成,是儿童期后天性心脏病的主要病因之一。临床表现以发热、皮肤黏膜表现、手足症状及心脏表现为特征。治疗原则以阿司匹林为药物首选,大剂量丙种球蛋白静脉滴注与阿司匹林合用,是治疗川崎病的最佳方案。也可采用糖皮质激素进行对症及支持治疗等。

2. 护理要点

（1）维持体温正常
- 1）卧床休息;保持病室适宜的温、湿度
- 2）监测体温变化、观察热型及伴随症状;降温处理
- 3）注意补充营养,流质或半流质饮食
- 4）鼓励患儿多喝水,必要时静脉补液

（2）皮肤黏膜护理
- 1）评估皮肤病损情况;保持皮肤清洁
- 2）剪短指甲,以免抓伤和擦伤
- 3）每次便后清洁臀部
- 4）对半脱的痂皮用消毒剪刀剪除,防止出血和继发感染
- 5）观察口腔黏膜病损情况,保持口腔清洁,防止感染
- 6）禁食生、硬、刺激性的食物
- 7）保持眼的清洁,预防感染

（3）监测病情
- 1）密切监测患儿有无心血管损害的表现,并根据心血管损害程度采取相应的护理措施
- 2）按医嘱用药并注意观察应用阿司匹林是否有出血倾向和静脉注射丙种球蛋白有无过敏反应,一旦发生及时处理

（4）健康教育
- 1）及时向家长交代病情,并给予心理支持
- 2）指导家长观察病情,定期带患儿复查
- 3）有冠状动脉损害者密切随访

第四节　过敏性紫癜患儿的护理

（一）临床要点

过敏性紫癜又称舒 - 亨综合征是以小血管炎为主要病变的全身性血管炎综合征。临床表现除血小板减少性皮肤紫癜外,常伴有关节肿痛、腹痛、便血、血尿和蛋白尿等为特征。治疗原则以采取支持或对症治疗为主。

（二）护理要点

1. 恢复皮肤的正常形态和功能
- （1）观察皮疹的形态、颜色、数量等,每日详细记录皮疹变化情况
- （2）保持皮肤清洁,剪短指甲,防止出血和感染
- （3）患儿衣着应清洁、干燥
- （4）遵医嘱使用止血药、脱敏药等

2. 减轻疼痛
(1) 观察患儿关节肿胀及疼痛情况,协助其保持关节功能位
(2) 根据病情选择合适的理疗方法
(3) 患儿腹痛时应卧床休息,并做好日常生活护理
(4) 遵医嘱使用肾上腺皮质激素,以缓解关节和腹部疼痛

3. 密切观察病情
(1) 观察消化道症状和腹部体征,并及时报告和处理
(2) 应卧床休息,给予无渣流食,过渡到正常饮食
(3) 密切观察进食后有无腹痛、呕吐及便血
(4) 观察尿色、尿量,尿常规检查
(5) 观察神志、瞳孔,有无头痛,警惕颅内出血

4. 心理护理
(1) 针对具体情况予以解释,缓解其焦虑情绪
(2) 帮助其树立战胜疾病的信心

5. 健康教育
(1) 讲解本病的诱发因素和预防感染的相关知识
(2) 指导避免过敏原
(3) 观察病情
(4) 合理调配膳食
(5) 指导患儿定期来院复查

第二部分 习 题

【A1/A2 型题】

1. 控制小儿风湿热复发首选的药物是
   A. 红霉素   B. 氯霉素   C. 链霉素
   D. 阿司匹林   E. 长效青霉素

2. 儿童类风湿性关节炎病变的特点是
   A. 游走性疼痛   B. 多发性肿痛   C. 大关节受损
   D. 预后不留畸形   E. 先游走后固定对称

3. 川崎病最具特征性的临床表现是
   A. 发热   B. 心律不齐   C. 淋巴结肿大
   D. 荨麻疹样皮疹   E. 指端膜状脱皮

4. 患儿 4 周前感冒 3 天,10 天来四肢末端伸侧反复出现散在紫红色出血性斑丘疹。查血小板和出凝血时间正常,应考虑为
   A. 过敏性紫癜   B. 类风湿   C. 皮肤黏膜淋巴综合征
   D. 风湿热   E. 病毒性感染

【A3/A4 型题】

(5~6 题共用题干)

7 岁女性患儿,2 周前患感冒,近 2 日发热达 38.5℃左右,诉说关节疼,查体前臂屈侧有环形红斑,听诊心率 130 次 / 分,心尖区有收缩期杂音。

5. 该小儿最可能的诊断是
   A. 风湿性关节炎   B. 风湿性心脏病   C. 类风湿
   D. 过敏性紫癜伴发关节病变   E. 川崎病

6. 该小儿首要的护理诊断是
   A. 心排血量减少:与心脏受损有关   B. 疼痛:与关节受累有关

C. 焦虑：与疾病的威胁有关　　　　　D. 潜在并发症：药物不良反应

E. 躯体移动障碍：与关节疼痛畸形有关

(7~8题共用题干)

12岁男性患儿，2周前患扁桃体炎，近几日右下肢出现对称性皮疹，腕关节疼痛呈游走性，腹部有压痛，症状较重，确诊为过敏性紫癜。

7. 关于该小儿的治疗原则**错误**的是

A. 控制感染　　　　　　B. 去除病因　　　　　　C. 止血

D. 脱敏　　　　　　　　E. 禁用肾上腺皮质激素

8. 该小儿的护理措施**不妥**的是

A. 给予高动物蛋白、无渣的流质饮食　　B. 保持皮肤清洁，防止出血和感染

C. 除去可能存在的致病原　　　　　　　D. 保持患肢功能位置

E. 观察有无腹痛、呕吐、血便

【B型题】

(9~11题共用备选答案)

A. 败血症　　　　　　　B. 风湿热　　　　　　　C. 胃肠炎

D. 咽后壁脓肿　　　　　E. 支气管炎

9. 小儿患上呼吸道感染时炎症向邻近器官蔓延是

10. 小儿患上呼吸道感染时，感染通过血行蔓延可发生

11. 小儿上呼吸道感染后，可引起的变态反应性疾病是

(12~14题共用备选答案)

A. 环形红斑　　　　　　B. 关节破坏　　　　　　C. 腹痛、便血

D. 心肌梗死　　　　　　E. 结膜炎

12. 类风湿的特征性体征

13. 风湿热的特征性皮肤症状

14. 川崎病的心脏表现为

第三部分　习 题 答 案

1. E　　2. E　　3. E　　4. A　　5. B　　6. A　　7. E　　8. A　　9. D　　10. A

11. B　　12. B　　13. A　　14. D

（沙丽艳）

第十五章
遗传代谢性疾病患儿的护理

第一部分 学习要点

第二节 21-三体综合征患儿的护理

（一）临床要点

21-三体综合征又称 Down 综合征,也称先天愚型,是人类最早被确定的常染色体畸变,也是小儿染色体病中最常见的一种,主要表现为特殊面容、智能落后和生长发育迟缓,并可伴有多种畸形。目前尚无有效治疗方法,治疗原则以对轻型患儿教育及训练、营养治疗为主。若伴有其他畸形,必要时可手术治疗。

（二）护理要点

1. 加强生活护理
   - （1）制订详细的教育和训练方案,提高自理能力
   - （2）保持皮肤清洁干燥,并防止意外事故
   - （3）细心照顾患儿,帮助患儿吃饭、穿衣
   - （4）多食用纤维素高的食物并增加水的摄入,预防肥胖

2. 预防感染
   - （1）保持空气清新,避免接触感染者
   - （2）注意个人卫生,勤洗手,戴口罩

3. 家庭支持
   - （1）及时给予家长情感支持、心理疏导
   - （2）提供有关患儿疾病、教育、家庭照顾的知识
   - （3）鼓励家长定期随访

4. 健康教育
   - （1）避免高龄生育,有利于早期诊断
   - （2）及早检查、发现子亲代染色体携带者,做好预防
   - （3）孕期预防病毒感染、避免接受 X 线照射和滥用药物等
   - （4）开展遗传咨询

第三节 苯丙酮尿症患儿的护理

（一）临床要点

苯丙酮尿症是由于苯丙氨酸代谢过程中酶缺陷所致的遗传性代谢缺陷疾病,因患儿尿液中排出大量苯丙酮酸等代谢产物而得名,属常染色体隐性遗传。临床表现以智力低下,发育迟缓,皮肤毛发颜色变浅、尿及汗液有特殊的鼠尿样臭味为主要特征。发病率随种族不同而异,我国约为 1/11000,北方高于南方。临床辅助检查主要为新生儿期筛查、尿三氯化铁试验、脑电图、血苯丙氨酸浓度的测定、DNA 分析等。治疗原则以低苯丙氨酸饮食为主。

（二）护理要点

1. 饮食控制
(1) 低苯丙氨酸饮食,制订周密饮食治疗计划
(2) 尽早治疗,防智力低下
(3) 根据年龄定期随访血中苯丙氨酸浓度,同时注意生长发育情况
(4) 饮食控制到患儿青春期发育成熟,最好是终生治疗

2. 皮肤护理
(1) 勤换尿布,保持皮肤干燥,清洁
(2) 皮肤有湿疹时应及时处理

3. 家庭支持
(1) 供遗传咨询
(2) 讲解本病相关知识
(3) 疏导家长心理压力

4. 健康教育
(1) 宣传优生优育的知识,防止近亲结婚
(2) 产前检查,及早诊断,怀孕期间服用低苯丙氨酸的饮食
(3) 学龄前期,应严格控制饮食,防止过多摄入苯丙氨酸的食物
(4) 做好知识宣传,遵守饮食要求,防止脑损害的发生

第二部分 习 题

【A1/A2 型题】

1. 为诊断 21- 三体综合征患儿最重要的检查是

A. 骨髓穿刺 　　　　　　 B. 腰椎穿刺 　　　　　　 C. 血常规

D. 甲状腺功能 　　　　　　 E. 染色体核型分析

2. 21- 三体综合征患儿手皮纹特点**不包括**

A. 通贯手 　　　　　　 B. atd 角增大 　　　　　　 C. atd 角减小

D. 第 4、5 桡箕增多 　　　　　　 E. 第 5 指只有一条指褶纹

3. 女孩,4 岁,身高 90cm,体重 12kg,刚会走路,不会说话,表情呆滞,眼外眦上斜,鼻梁低,伸舌流涎,皮肤弹性差。最可能的医疗诊断是

A. 佝偻病 　　　　　　 B. 营养不良 　　　　　　 C. 苯丙酮尿症

D. 21- 三体综合征 　　　　　　 E. 先天性甲状腺功能减低症

4. 新生儿期进行筛查的遗传代谢性疾病是

A. 21- 三体综合征 　　　　　　 B. 猫叫综合征 　　　　　　 C. 肝豆状核变性

D. 血友病 　　　　　　 E. 苯丙酮尿症

5. 4 岁患儿,因 "体格和智力发育落后" 来诊。体检:身材矮小,眼距宽,舌常伸出口外,鼻梁低,外耳小,头围小于正常,骨龄落后于年龄,通贯手,听诊心脏有杂音。患儿最需做下列哪项检查

A. 染色体核型分析 　　　　　　 B. 血清 T_3、T_4 检测 　　　　　　 C. 智力测定

D. 超声心动图检查 　　　　　　 E. 头颅 CT

【A3/A4 型题】

(6~7 题共用题干)

女孩,2 岁,因抽搐就诊,不会独站,肌张力较高,不认识父母,皮肤白皙,头发浅黄,尿有怪臭味。

6. 首先应考虑的诊断是

A. 癫痫 　　　　　　 B. 苯丙酮尿症

C. 21- 三体综合征 　　　　　　 D. 先天性甲状腺功能减低症

E. 维生素 D 缺乏性手足抽搐症

7. 饮食护理措施应注意
   A. 高糖饮食   B. 低盐饮食   C. 低蛋白饮食
   D. 低脂肪饮食   E. 低苯丙氨酸饮食

（8~10题共用题干）

患儿2岁，智力低下，体格发育迟缓，眼距宽，鼻梁低平，眼裂小，有内眦赘皮，外耳小，舌常伸出口外，头围小于正常，出牙延迟，四肢短，关节可过度弯曲，atd角增大。

8. 最可能的诊断为
   A. 21-三体综合征   B. 高精氨酸血症   C. 先天性甲状腺功能低下
   D. 苯丙酮尿症   E. 半乳糖血症

9. 下列哪项检查对明确诊断最有意义
   A. 尿三氯化铁试验   B. 染色体检查   C. 血清甲状腺素检测
   D. 尿蝶呤分析   E. 酶学检测

10. 该病可有下列情况，**除外**
   A. 约30%的患儿伴有先天性心脏病
   B. 免疫功能正常
   C. 白血病的发生率较正常儿增高10~30倍
   D. 性发育延迟
   E. 30岁以后常出现老年性痴呆症状

【B型题】

（11~12题共用备选答案）
   A. 多巴胺   B. 5-羟色胺   C. 四氢生物蝶呤
   D. 酪氨酸氢化酶   E. 苯丙氨酸羟化酶

11. 典型苯丙酮尿症是由于缺乏

12. **非典型**苯丙酮尿症是由于缺乏

第三部分 习 题 答 案

1. E   2. C   3. D   4. E   5. A   6. B   7. E   8. A   9. B   10. B
11. E   12. C

（沙丽艳）

第十六章
感染性疾病患儿的护理

第一部分 学 习 要 点

第一节 概　述

儿童时期是感染性疾病的高发时期,因此护理工作人员必须熟悉儿童常见感染性疾病的有关理论知识,以采取适当的预防和支持措施,控制感染性疾病。

(一)感染性疾病的特点

1. 病原体　病原体主要包括细菌、真菌、病毒、支原体、衣原体、寄生虫等种类的病原微生物。病原体侵入人体后能否引起疾病,取决于病原体的致病能力和机体的免疫功能这两方面因素。

2. 感染过程的表现　可出现清除病原体、隐性感染、显性感染、病原携带状态及潜伏性感染五种不同的结局。

3. 感染过程中免疫应答的作用　机体的免疫应答对感染过程的表现和转归起着重要的作用,分为保护性免疫应答和变态反应两大类。

(二)传染病的基本特征与病程发展

1. 传染病的基本特征　由其特异性病原体所致;有传染性;有流行病学特征;感染后免疫。

2. 传染病的病程发展　传染病的发生、发展和转归一般分为潜伏期、前驱期、症状明显期、恢复期四个阶段。

(三)感染性疾病的预防

1. 管理传染源

2. 切断传播途径

3. 保护易感人群

(四)感染性疾病患儿的一般护理

1. 密切观察病情
   - (1) 病情急、变化快、并发症多
   - (2) 仔细观察患儿的病情变化,做好抢救准备

2. 日常生活护理
   - (1) 急性期患儿应卧床休息,保持病室安静、清洁
   - (2) 根据患儿饮食习惯及病情给予易消化、足够能量的食物,做到少量多餐,尽可能保证热量的摄入;鼓励患儿多饮水
   - (3) 昏迷患儿可鼻饲或静脉补液

3. 心理护理
   - (1) 重视与患儿及其家长的沟通,以取得他们的信任和配合
   - (2) 恢复期患儿可根据情况安排不同形式的活动,以利于康复

4. 健康宣教 { (1) 介绍感染性疾病的有关防治知识,使家长重视并定期配合防疫部门或儿童保健站,完成各种计划免疫
(2) 增强体质提高免疫力,预防传染病,并对患儿及其家长进行出院指导

第二节 麻疹患儿的护理

(一) 临床特点

麻疹是由麻疹病毒引起的急性呼吸道传染病。病毒存在于眼、鼻、口和气管等分泌物中,通过飞沫传播。本病传染性极强,从接触麻疹病毒后的 1 周至出疹后 1 周传染性最强。病人是最主要的传染源,麻疹病人自出疹前 5 天至出疹后 5 天,均有传染性。主要临床表现为发热、咳嗽、流涕等卡他症状及眼结膜炎,特征性表现为口腔麻疹黏膜斑和皮肤斑丘疹。本病无特殊治疗,主要为对症治疗,加强护理,预防和治疗并发症。对症治疗包括高热、烦躁、剧咳的处理及补充维生素 A 等。

(二) 护理要点

1. 高热护理 {
(1) 兼顾透疹,不宜强行降温
(2) 禁忌冷敷,以免皮肤血管收缩、末梢血管循环障碍,皮疹不易透发
(3) 体温 ≥ 39℃时,可用小量退热药,以免惊厥
}

2. 口腔护理 {
(1) 保持口腔清洁,生理盐水或 2% 硼酸溶液洗漱口腔
(2) 口腔恶臭者,应用 3% 过氧化氢溶液清洗
(3) 口腔溃疡处可搽锡类散、青黛散等
}

3. 眼部护理 {
(1) 避免强光刺激
(2) 0.25% 氯霉素眼药水或金霉素眼膏滴 / 涂于眼内
(3) 服鱼肝油预防角膜干燥、感染甚至溃疡
}

4. 鼻部护理 {
(1) 保持鼻腔通畅清洁
(2) 润湿生理盐水棉签轻轻擦拭,去除鼻痂
(3) 鼻孔周围糜烂,涂以抗生素软膏
}

5. 耳部护理 {
(1) 防止眼泪及呕吐物流入耳道
(2) 细菌可经口腔内耳咽管侵入中耳引起炎症,可用3% 过氧化氢溶液清洗耳道后,滴入氯霉素甘油或酚甘油,一日多次
}

6. 健康教育 {
(1) 隔离病人:一般病人至出疹后 5 天;并发肺炎 2 周;接触者 3 周;接触感染源后使用过被动免疫制剂者,延长隔离期至 4 周
(2) 切断传播途径
(3) 保护易感者及增强人群免疫力
}

第三节 水痘患儿的护理

(一) 临床特点

水痘是由水痘 - 带状疱疹病毒引起传染性极强的儿童期出疹性急性传染病。水痘病人是唯一的传染源,经飞沫、空气或直接接触传播,痂皮没有传染性。其临床特征为皮肤黏膜分批出现和同时存在的呈向心性分布的斑疹、丘疹、疱疹和结痂等各类皮疹,全身症状轻微。冬春季多发,好发于儿童,以 2~6 岁为高峰。感染水痘后可获得持久免疫。

(二) 护理要点

1. 一般护理 {
(1) 室内温度适宜
(2) 被褥保持清洁,不宜过厚
}

2. 对症护理 { (1) 瘙痒重者可使用止痒镇静剂
(2) 轻者局部给予炉甘石洗剂或碳酸氢钠,同时服用抗组胺药物
(3) 患儿出现皮肤继发感染时给予相应的抗生素治疗

3. 健康教育 { (1) 管理传染源:隔离患儿至皮疹全部结痂为止
(2) 切断传播途径:保持室内空气新鲜,接触病人后应立即洗手
(3) 托幼机构中已经接触的易感者至少应检疫 3 周

第四节　流行性腮腺炎患儿的护理

(一) 临床特点

流行性腮腺炎是由腮腺炎病毒侵犯腮腺引起的急性呼吸道传染病。腮腺炎患儿和健康带病毒者是本病的传染源,主要通过呼吸道飞沫传播,亦可因唾液污染食具和玩具,通过直接接触而感染。临床表现为腮腺非化脓性炎症、腮腺区肿痛,伴发热、咀嚼受限,偶可累及其他腺体。亦可有脑膜炎、睾丸炎等并发症。本病好发于晚冬、早春,以儿童及青少年多见,2 岁以下婴幼儿较少见。感染本病后可获得终身免疫。

(二) 护理要点

1. 对症护理 { (1) 腮腺肿胀处可冷敷
(2) 中药如意金黄散调茶水或食醋敷患处

2. 饮食护理 { (1) 耐心劝其进食
(2) 高营养、易消化的膳食为宜
(3) 切忌进食酸辣、干硬的食物
(4) 餐后用生理盐水或 4% 硼酸溶液漱口或清洗口腔,以保持口腔清洁
(5) 鼓励病人多饮白开水

3. 健康教育 { (1) 隔离患儿至腮腺肿胀完全消退(一般为消退后 3 天)
(2) 指导家长做好消毒隔离、用药、饮食、退热、缓解疼痛等对症处理
(3) 指导家长正确观察患儿病情变化,如有并发症表现,立即来院就诊

第五节　脊髓灰质炎患儿的护理

(一) 临床特点

脊髓灰质炎是由脊髓灰质炎病毒引起的急性消化道传染病,俗称"小儿麻痹症"。患儿和无症状的病毒携带者(隐性感染者)均为传染源,整个病程均具有传染性,潜伏期末和瘫痪前期传染性最强,热退后传染性减少。粪 - 口传播是本病主要传播方式,感染之初亦可通过飞沫传播。临床特点为发热、上呼吸道症状、肢体疼痛,部分患儿可出现肢体弛缓性瘫痪。一年四季均可发病,以夏季和秋季为多。6 个月 ~5 岁儿童多见,感染后可获得对同型病毒的持久免疫力。

(二) 护理要点

1. 维持体温正常 { (1) 监测体温
(2) 卧床休息至热退、瘫痪停止进展

2. 观察病情变化 { (1) 密切观察呼吸,保持呼吸道通畅
(2) 必要时给氧、行气管插管、气管切开、人工呼吸等
(3) 观察大小便情况,有便秘或尿潴留时,予灌肠或导尿

3. 对症护理 { (1) 发热期间给予营养丰富的流质或半流质,热退后改用普食
(2) 吞咽困难者,予以鼻饲
(3) 保持皮肤清洁,定时更换体位,防止压疮及坠积性肺炎发生

4. 康复护理 {
(1) 瘫痪期:瘫痪肢体可用支架保持患肢于功能位,防止足下垂或足外翻
(2) 恢复期:帮助患儿进行肢体功能锻炼,促进肌肉功能最大程度的恢复,防止挛缩畸形
(3) 以满腔热情对待患儿,及时解除不适,尽量满足其日常生活需要
}

5. 健康教育 {
(1) 管理传染源:隔离患儿至病后 40 天,密切接触者医学观察 20 天
(2) 切断传播途径:分泌物、排泄物用漂白粉消毒,衣物、被褥日光暴晒
(3) 保护易感者:所有小儿均应口服脊髓灰质炎减毒活疫苗糖丸进行主动免疫,并适时加强免疫
}

第六节 手足口病患儿的护理

(一) 临床特点

手足口病是由肠道病毒引起的传染性疾病,我国以柯萨奇病毒 A 组 16 型和肠道病毒 71 型(EV 71)最为常见。患儿和隐性感染者均为传染源,主要经粪-口途径传播,其次是经呼吸道飞沫传播。接触病人呼吸道分泌物、疱疹液及污染的物品均可感染。临床主要表现为发热及手、足、口腔等部位皮肤黏膜的皮疹、疱疹、溃疡,少数患儿可引起心肌炎、肺水肿、无菌性脑膜炎、脑炎等并发症,个别重症患儿病情发展快,导致死亡。该病全年均可发病,以夏、秋季多见,传染性强、传播快,在短时间内即可造成大流行。感染后只获得该型别病毒的免疫力,对其他型别病毒再感染无交叉免疫。

(二) 护理要点

1. 消毒隔离,维持良好环境 {
(1) 定期开窗通风,每日可用醋熏蒸进行空气消毒
(2) 急性期应卧床休息,与其他患儿分病室收治
(3) 做好接触隔离和呼吸道隔离,轻症至少 2 周,重症患儿不少于 3 周
(4) 病室可用含氯制剂或其他消毒剂擦拭家具,喷洒地面
(5) 患儿用过的玩具、餐具或其他用品可用含氯的消毒液浸泡或煮沸消毒,不宜浸泡或煮沸的物品可在日光下暴晒
(6) 患儿的呼吸道分泌物、粪便应经过消毒处理,可用含氯消毒剂消毒 2 小时后倾倒
(7) 诊疗、护理患儿过程中使用过的非一次性仪器、物品等要擦拭消毒
}

2. 口腔护理 {
(1) 餐后用温水或生理盐水漱口
(2) 不会漱口的患儿,可以用棉棒蘸生理盐水轻轻地清洁口腔
(3) 口腔糜烂处可涂鱼肝油,或将维生素 B_2 粉剂直接涂于病变部位,亦可口服维生素 B_2、维生素 C,辅以超声雾化吸入
}

3. 皮肤护理 {
(1) 剪短患儿的指甲,防止抓破皮疹
(2) 臀部有皮疹的患儿应保持臀部的清洁干燥
(3) 手足部皮疹初期可涂炉甘石洗剂,待有疱疹形成或疱疹破溃时可涂聚维酮碘,如有感染应用抗生素软膏
}

4. 发热的护理 {
(1) 鼓励患儿多饮水,减少衣着,保持皮肤清洁干燥
(2) 体温 ≥ 38.5℃时采取降温措施,如给予散热、多喝温开水、洗温水浴等,以免体温过高发生高热惊厥
}

5. 饮食护理 {
(1) 饮食以清淡、易消化、高热量、高维生素的流质、半流质饮食为主
(2) 避免过饱影响呼吸
(3) 禁食冰冷、辛辣、咸等刺激性食物
}

第七节　猩红热患儿的护理

(一) 临床特点

猩红热是由 A 组 β 型溶血性链球菌感染引起的急性呼吸道传染病。病人和带菌者是主要传染源。A 组 β 型溶血性链球菌引起的咽峡炎病人,排菌量大且不易被重视,是重要的传染源。主要通过呼吸道飞沫传播,也可通过病菌污染的玩具、手及食物等间接经口传播。临床以发热、咽峡炎、草莓舌、全身弥漫性猩红色皮疹和退疹后明显脱屑为特征。常在冬末春初流行,多见于 3 岁以上儿童。

(二) 护理要点

1. 对症护理
   - (1) 患儿居室要保持室内空气清新
   - (2) 重型患儿卧床休息 2~3 周
   - (3) 保持皮肤清洁,用温水清洗皮肤(禁用肥皂水,以免刺激皮肤)
   - (4) 剪短患儿指甲,避免抓破皮肤
   - (5) 脱皮时任其自然脱落,勿用手撕扯,可用消毒剪刀修剪,以防感染
   - (6) 鼓励患儿多饮水
   - (7) 体温＞39℃时,给予适当物理降温或药物降温,但忌用冷水或乙醇擦浴
   - (8) 提供充足的水分,以利散热及排泄毒素

2. 健康教育
   - (1) 管理传染源:呼吸道隔离至症状消失、咽拭子培养 3~4 次阴性后
   - (2) 切断传播途径:分泌物、污物、居室均应消毒处理
   - (3) 保护易感者:密切接触者医学观察 7~12 天,并口服磺胺类药物或红霉素 3~5 天以预防疾病发生

第八节　结核病患儿的护理

(一) 临床特点

结核病是由结核杆菌引起的慢性感染性疾病。结核杆菌属分枝杆菌,对人有致病性的结核杆菌有人型和牛型,其中人型是主要引起肺结核的病原体。开放性肺结核病人是主要的传染源,主要通过呼吸道、消化道传播,经皮肤或胎盘传播较少见。治疗原则是使用对结核杆菌敏感的多种药物,并且连续服用足够的时间;用药原则是早期、联合、适量、规律、分段、全程;用药目的是杀灭病灶中的结核菌,防止血行播散。

原发性肺结核是儿童肺结核的主要类型,为结核菌初次侵入肺部后发生的原发感染。该型包括原发综合征和支气管淋巴结结核,两者总称为原发型肺结核。本病一般起病缓慢,轻症者可无症状。婴幼儿及重症患儿可急性起病,高热,但一般情况良好,2~3 周后发展为持续低热,伴结核中毒症状,干咳和轻度呼吸困难最为常见。当淋巴结高度肿大时可出现压迫症状,出现声音嘶哑、痉挛性咳嗽或颈部一侧或双侧静脉怒张。体检可见周围淋巴结有不同程度的肿大,肺部体征不明显。

结核性脑膜炎简称结脑,是儿童结核病最严重的类型。好发于冬春季,以 3 岁以内的婴幼儿多见,其病死率及后遗症的发生率较高。一般起病缓慢,婴儿可骤起高热、惊厥。其典型临床表现可分为前驱期(早期)、脑膜刺激期(中期)和昏迷期(晚期)三期。

(二) 护理要点

1. 原发型肺结核
   (1) 饮食护理:给予高热量、高蛋白、高维生素及丰富微量元素的膳食。
   (2) 日常生活护理
   - 1) 制订合理的生活制度,保证充足的睡眠
   - 2) 注意室内空气新鲜、阳光充足,适当进行户外活动
   - 3) 患儿出汗多,应做好皮肤护理,防止受凉
   - 4) 避免继续与开放性结核病人接触,以免重复感染

（3）预防感染的传播 ｛ 1）采取呼吸道隔离
2）对患儿呼吸道的分泌物、餐具、痰杯应进行消毒处理
3）对患儿力求早诊断、早治疗

（4）心理护理：应多与患儿及其家长进行沟通，使他们消除顾虑，树立信心

2. 结核性脑膜炎

（1）监测病情变化 ｛ 1）监测生命体征、神志、瞳孔的变化
2）发现颅内压增高或脑疝的早期症状，应积极采取抢救措施

（2）对症护理 ｛ 1）止惊和维持正常生命体征
2）对昏迷病人应采取侧卧位以免舌根后坠堵塞喉部
3）若喉部分泌物较多或有呕吐物，应及时清除，必要时使用吸痰器或人工呼吸机

（3）维持营养 ｛ 1）为患儿提供充足的营养，高热量、高蛋白及高维生素食物
2）对于昏迷病人应采取鼻饲或静脉营养

（4）维持皮肤完整性 ｛ 1）做好眼睛、口腔、皮肤的清洁护理，以防压疮和继发感染
2）及时清理呕吐物、清洗臀部

（5）心理护理 ｛ 1）护理人员应注意工作当中的细节，做好生活护理
2）评估其心理问题的来源，针对问题进行逐一、渐进性解决

（6）健康教育 ｛ 1）坚持全程和合理用药
2）做好病情和药物毒副作用的观察，定期复查
3）制订良好的生活制度，保证休息和营养，鼓励其进行适当户外活动
4）避免与开放性结核病人接触，以防重复感染
5）积极预防和治疗各种急性传染病
6）后遗症的患儿应做相应的功能锻炼、语言训练和适当教育

第二部分　习　题

【A1/A2 型题】

1. 传染病的基本特点是
   A. 有病原体、传染性和流行性
   B. 有传染源、传播途径和易感人群
   C. 有传染性、流行性和季节性
   D. 有病原体、易感人群和传播媒介
   E. 有病原体、传染性、流行性和免疫性

2. 典型麻疹皮疹的特点是
   A. 皮肤普遍充血，有鲜红粟粒疹
   B. 疹间无正常皮肤
   C. 出血性斑丘疹
   D. 玫瑰色斑丘疹
   E. 红色斑丘疹，疹退后有色素沉着及脱屑

3. 典型麻疹出疹的顺序是
   A. 四肢→躯干→面部→颈部
   B. 耳后发际→面部→躯干→四肢→手心→足心
   C. 上肢→前胸→下肢→背部
   D. 面部→躯干→四肢
   E. 躯干→四肢→手心→足心

4. 判定结核菌素试验反应的时间为
   A. 36~72 小时
   B. 48~72 小时
   C. 72 小时以后

D. 24~48 小时　　　　　　　　　　　　E. 24~72 小时

5. 3 岁以内的儿童**未接种**卡介苗者,结核菌素试验阳性表示
　　A. 体内有活动性结核病灶　　　　　B. 曾感染过结核
　　C. 近 3 周内感染结核　　　　　　　D. 对结核有抵抗力
　　E. 不会再感染结核

6. 流行性腮腺炎的临床表现应**除外**
　　A. 急性起病
　　B. 病后 24 小时内出现腮腺肿大
　　C. 腮腺以耳垂为中心呈弥漫性肿胀,边界不清,表面不红
　　D. 腮腺导管口红肿,挤压时可有脓液溢出
　　E. 腮腺四周的蜂窝组织水肿

7. 关于水痘,下列叙述哪项**不正确**
　　A. 全身皮肤、黏膜成批出现皮疹,斑疹、丘疹、疱疹和结痂同时出现
　　B. 皮疹呈向心性分布
　　C. 病人为唯一的传染源
　　D. 仅由呼吸道传播
　　E. 水痘多为自限性疾病

8. 关于手足口病,叙述正确的有
　　A. 患病人群以青少年为主
　　B. 目前采用特异高效的抗病毒治疗
　　C. 主要表现为发热、皮疹和淋巴结肿大
　　D. 隔离至症状消失后
　　E. 主要由柯萨奇病毒 A16 型及肠道病毒 71 型引起

9. 猩红热的主要传染源是
　　A. 乙型溶血性链球菌携带者　　　　B. 链球菌引起咽峡炎患儿
　　C. 伤口感染患儿　　　　　　　　　D. 猩红热患儿
　　E. 猩红热患儿和带菌者

10. 患儿,女,4 岁。发热 39.2℃来院急诊。查体:咳嗽、流涕、结膜充血、畏光流泪。口腔右第二磨牙相对的颊黏膜上可见直径为 0.5~1mm 的灰白色斑点。请问该患儿最可能的诊断是
　　A. 手足口病　　　　　　B. 咽峡炎　　　　　　C. 麻疹
　　D. 水痘　　　　　　　　E. 猩红热

11. 10 个月男孩,近半个月来间歇性低热,易怒,好哭,睡眠不安,食欲缺乏。查体:神情淡漠,颈软,双肺清晰,心无异常。脑脊液清,WBC 150×10^6/L,中性粒细胞、淋巴细胞百分比 0.50,蛋白阳性,糖 1.94mmol/L(35mg/dL),氯化物 108.9mmol/L(620mg/dL)。X 线摄片阴性。诊断考虑为
　　A. 结核性脑膜炎　　　　B. 病毒性脑膜炎　　　　C. 流行性乙型脑炎
　　D. 流行性脑脊髓膜炎　　E. 化脓性脑膜炎

【A3/A4 型题】

(12~14 题共用题干)

患儿,2 岁,4 日前发热,伴咳嗽、流涕、流泪,今晨发现耳后、颈部、发际边缘有红色斑丘疹,疹间皮肤正常,眼结膜充血,口腔黏膜红,体温 39.8℃,精神不振,心、肺正常。

12. 最有可能的诊断是
　　A. 幼儿急疹　　　　　　B. 风疹　　　　　　　C. 麻疹

D. 猩红热   E. 水痘

13. 本病诊断已明确,下列处理哪项**不正确**

     A. 高热可适当给予物理降温   B. 静脉注射利巴韦林

     C. 口服止咳糖浆   D. 静脉注射青霉素

     E. 口服退热剂

14. 该患儿应隔离至出疹后

     A. 3 日   B. 5 日   C. 7 日

     D. 10 日   E. 14 日

(15~17 题共用题干)

患儿,女,2 岁。低热 2 个月,精神欠佳,食欲减退、咳嗽、夜间多汗,2 个月前曾患"麻疹"。体检:消瘦,颈部可及数个 1.0cm×1.0cm 的淋巴结,质硬,无压痛,心、肺无异常,肝肋下 3cm,脾未触及,PPD(−)。

15. 最可能的诊断是

     A. 原发型肺结核   B. 传染性单核细胞增多症

     C. 支气管肺炎   D. 支气管炎

     E. 亚急性坏死性淋巴结炎

16. 首选哪项检查有助于诊断

     A. X 线胸部片   B. 外周血涂片找异型淋巴细胞

     C. 红细胞沉降率   D. 淋巴结活检

     E. 骨髓穿刺

17. 适当的治疗方案为

     A. 青霉素 + 链霉素   B. 阿昔洛韦(无环鸟苷)抗病毒

     C. 异烟肼 + 利福平 + 吡嗪酰胺强化治疗   D. 泼尼松 + 利福平 + 异烟肼

     E. 异烟肼

第三部分　习　题　答　案

1. E   2. E   3. B   4. B   5. A   6. D   7. D   8. E   9. E   10. C

11. A   12. C   13. D   14. B   15. A   16. A   17. C

(倪志宏)

第十七章
危重症患儿的护理

第一部分　学习要点

第一节　儿童急性中毒的护理

(一) 临床特点

儿童中毒居于儿童意外伤害的第4位,急性中毒多见。临床症状与体征常无特异性,儿童急性中毒首发症状多为腹痛、腹泻、呕吐、惊厥或昏迷,严重者可出现多脏器功能衰竭。临床可通过典型表现预判毒物种类。急性中毒的处理原则是立即治疗,否则会失去抢救的机会;在毒物性质未明时,按一般的中毒治疗原则抢救患儿,以排出体内的毒物为首要措施,尽快减少毒物对机体的损害;维持呼吸、循环等生命器官的功能;采取各种措施减少毒物的吸收,促进毒物的排泄。

(二) 护理要点

1. 尽快清除毒物
   - (1) 接触中毒者:脱去衣物,彻底清洗接触部位
   - (2) 吸入中毒:脱离有毒环境,做好气道管理
   - (3) 口服中毒:催吐、洗胃、导泻、灌肠

2. 促进已吸收毒物的排泄
   - (1) 利尿:多饮水,注射葡萄糖,遵医嘱用利尿剂
   - (2) 碱化或酸化尿液:用碳酸氢钠、维生素C
   - (3) 血液净化:透析、血液灌流、换血、血浆置换等方法
   - (4) 高压氧:用于CO、硫化物、氰化物、氨气等中毒

3. 使用特效解毒剂
   - (1) 中毒原因明确者,立即按医嘱使用特效解毒剂
   - (2) 用药后注意观察患儿反应及可能出现的副作用

4. 密切观察病情
   - (1) 密切观察神志、呼吸和循环状况,监测生命体征
   - (2) 详细记录出入量,保持出入量平衡

5. 心理护理
   - (1) 关心爱护患儿
   - (2) 理解患儿情绪表达
   - (3) 解释说明,指导情绪发泄

6. 健康教育
   - (1) 告知一切药物及毒物需妥善保管
   - (2) 不可给小儿擅自用药,不吃有毒或变质食物
   - (3) 不随意玩耍和采食有毒植物和用具
   - (4) 普及预防中毒相关的知识教育

第二节　儿童惊厥的护理

（一）临床特点

儿童惊厥以婴幼儿多见,其中热性惊厥最常见。儿童惊厥发作有以下特征:年龄越小,发生率越高;易有频繁或严重发作,甚至惊厥持续状态;新生儿及婴儿常有不典型惊厥发作。典型表现为意识丧失,眼球固定、上翻、凝视,面部或四肢肌肉阵挛或强直性抽搐。非典型表现多为微小发作。惊厥持续状态属于惊厥危象。

（二）相关鉴别

单纯性热性惊厥与复杂性热性惊厥主要从起病年龄、惊厥发作形式、惊厥持续时间、一次热程惊厥发作次数、神经系统异常、惊厥持续状态这些方面鉴别,前者发病年龄多见于 6 个月 ~5 岁,以全面发作形式呈现,持续时间短,一次热程发作次数不超过 2 次,没有神经系统异常,很少出现惊厥持续状态,后者表现相反。

（三）**护理要点**

1. 预防窒息的发生
- （1）时机:就地抢救
- （2）体位:平卧,头偏向一侧休息;集中操作,保持情绪稳定
- （3）保持呼吸道通畅
- （4）按医嘱用药
- （5）备好急救物品

2. 预防意外伤害的发生
- （1）专人守护
- （2）防止坠床和受伤:加设床档、软垫保护,移除危险物品
- （3）适当约束烦躁不安患儿
- （4）保护措施:惊厥发作时置牙垫于口中;柔软棉质物于腋下、手中

3. 维持体温正常
- （1）监测体温变化
- （2）正确、合理降温
- （3）促进舒适

4. 密切观察病情
- （1）观察惊厥发作先兆和发作表现
- （2）监测生命体征、意识、瞳孔和颅内压增高表现

5. 健康教育
- （1）惊厥预防知识
- （2）惊厥急救知识
- （3）惊厥后遗症患儿的康复知识

第三节　急性颅内压增高患儿的护理

（一）临床特点

急性颅内压增高是儿科常见的危重症之一,若处理不及时,可能出现脑疝,引起患儿死亡。引起颅内高压的原因很多,最常见的原因是感染、脑缺血缺氧、颅内占位性病变、中毒等。临床主要症状有头痛、呕吐、意识障碍。体征包括眼部改变,如落日眼、视觉异常,前囟隆起,头围增大,叩诊破壶音,生命体征改变,循环障碍及神经系统受损体征。重者导致脑疝发生。治疗原则为采取综合措施,必须严密守护,密切观察病情变化,在积极治疗原发病的同时,及时而合理地控制颅内压,以预防脑疝形成。

（二）**护理要点**

1. 避免颅内压增高的诱因
- （1）保持患儿绝对安静,护理操作集中进行
- （2）避免刺激及快速改变体位
- （3）合适体位:头高位;脑疝时平卧位

2. 预防窒息的发生 {
(1) 合理供氧
(2) 保持呼吸道通畅
(3) 做好急救准备
}

3. 用药及护理 {
(1) 遵医嘱脱水、利尿药
(2) 观察药物效果及不良反应
(3) 做好护理记录
}

4. 密切观察病情 {
(1) 指标:生命体征、意识、瞳孔、肌张力
(2) 发生脑疝,配合抢救
}

5. 实施心理护理 {
(1) 关心、体贴患儿
(2) 提供疾病治疗护理等方面信息,减轻恐惧心理
}

6. 健康教育 {
(1) 介绍疾病相关知识
(2) 告诉家长保持安静和头部抬高重要性
(3) 原发病的健康指导
}

第四节　急性呼吸衰竭患儿的护理

(一) 临床特点

急性呼吸衰竭是新生儿和婴幼儿死亡的第一原因。临床表现除原发病表现外,主要是低氧血症或低氧血症和高碳酸血症并存的综合征。治疗原则以去除病因,预防感染,改善呼吸功能,纠正酸碱失衡及电解质紊乱为主。

(二) 相关鉴别

1. Ⅰ型呼吸衰竭和Ⅱ型呼吸衰竭主要区别在于有无二氧化碳潴留,前者无二氧化碳潴留,$PaCO_2$ 降低或正常;后者有二氧化碳潴留,$PaCO_2 > 50mmHg$。

2. 周围性呼吸衰竭和中枢性呼吸衰竭主要区别在于病变部位,前者由呼吸器官本身疾病引起,后者呼吸器官可表现正常,多由呼吸中枢和神经 - 肌肉疾病所致。

(三) 护理要点

1. 改善呼吸功能 {
(1) 温湿度:室温 18~22℃,相对湿度 60%
(2) 体位:半卧位或抬高床头 30°~60°
(3) 合理吸氧:低流量持续给氧,以维持 PaO_2 在 65~85mmHg
(4) 药物:氨茶碱、地塞米松、呼吸兴奋剂
(5) 病情观察:生命体征、皮肤颜色、末梢循环、血气分析
}

2. 保持呼吸道通畅 {
(1) 清除口鼻分泌物:更换体位、拍背排痰、体位引流
(2) 痰液黏稠者:雾化吸入,必要时吸痰
}

3. 呼吸机使用及护理 {
(1) 掌握应用呼吸机的指征
(2) 通气方式:间歇正压通气、呼气末正压通气、持续正压呼吸、间歇指令通气
(3) 通气护理:专人监护,根据患儿血气分析结果调整各项参数,按医嘱及时使用抗生素,防止继发感染
(4) 掌握停用呼吸机的指征,做好撤机前准备
}

4. 注意补充营养 {
(1) 给予高热量、高蛋白、高维生素、易消化饮食
(2) 少食多餐
(3) 重症不能进食者,静脉营养
}

第五节　充血性心力衰竭患儿的护理

(一) 临床特点

充血性心力衰竭以 1 岁以内发病率最高,其中先天性心脏病引起者最多见。儿童时期以风湿性心脏病和急性肾炎导致的心力衰竭最多见。心肌损伤是发生心力衰竭的基本原因。护理措施为祛除病因,强心、利尿、扩张血管、降低氧的消耗等。

肺炎常见病原体为细菌和病毒。细菌中以肺炎链球菌多见,病毒中以呼吸道合胞病毒常见,其次为腺病毒。临床表现以发热、咳嗽、气促、呼吸困难和肺部固定湿啰音为特征。治疗原则以控制感染和对症治疗、防治并发症为主。

(二) 护理要点

1. 减轻心脏负荷
   - (1) 体位:半卧位或抬高床头 15°~30°
   - (2) 休息:集中操作,保持情绪稳定
   - (3) 保持大便通畅
   - (4) 控制水钠摄入:给予低盐饮食,钠盐每日 0.5~1g;少量多餐,防止过饱;水肿严重时应限制入量,输液速度 5ml/(kg·h)
   - (5) 药物:洋地黄制剂、利尿剂、血管扩张剂

2. 保持呼吸道通畅
   - (1) 给氧:急性水肿,间歇给予 20%~30% 乙醇湿化的氧气吸入,每次不超过 20 分钟,间隔 15~30 分钟
   - (2) 清除口鼻分泌物:更换体位、拍背排痰、体位引流
   - (3) 痰液黏稠者:雾化吸入,必要时吸痰

3. 观察病情变化
   - (1) 观察生命体征,脉搏必须数满 1 分钟,必要时监测心率
   - (2) 详细记录出入量,每周测量体重一次,了解水肿情况

4. 用药及护理
   - (1) 洋地黄:用药前测量脉搏 1 分钟,必要时听心率,按时按量服药,静脉注射时间 < 5 分钟,口服需单独服用,出现心律失常、胃肠道反应、神经系统反应等应立即停药
   - (2) 利尿剂:清晨或上午给药,定时测量体重及记录尿量,鼓励进食含钾丰富的食物
   - (3) 血管扩张剂:观察心率和血压变化,避免药物外渗,硝普钠现配现用,避光使用

第六节　急性肾衰竭患儿的护理

(一) 临床特点

急性肾衰竭的病因可分为肾前性、肾性、肾后性,肾性最常见。其中儿童时期最常见肾衰竭的原因是急性链球菌感染后肾炎、急进性肾炎。临床主要表现为氮质血症,水、电解质和酸碱平衡失调。治疗原则为祛除病因,积极治疗原发病,减轻症状,改善肾功能,防止并发症。

(二) 护理要点

1. 维持体液平衡
   - (1) 限制水钠摄入:坚持"量入为出",维持体液平衡
   - (2) 准确记录 24 小时出入量
   - (3) 每日同一时间同一磅秤测体重

2. 注意休息和营养 { (1) 给药:利尿剂,必要时透析治疗
(2) 休息:卧床休息,恢复期逐渐增加活动
(3) 饮食:给予低蛋白、低盐、低钾、低磷饮食,蛋白质限制在 0.5g/kg,且以优质蛋白为主,必要时静脉营养

3. 预防感染 { (1) 采取保护性隔离措施
(2) 保持口腔、皮肤清洁
(3) 鼓励卧床患儿进行深呼吸、咳嗽
(4) 适当限制病室探访

4. 健康教育 { (1) 告诉家长早期透析的重要性
(2) 给予营养、休息、用药的指导
(3) 加强个人清洁卫生及饮食卫生

第七节　儿童心肺脑复苏的护理

(一) 临床特点

心跳呼吸骤停是指突然心跳呼吸停止、意识丧失、脉搏血压消失危及生命的急症。其急救措施为心肺复苏术,包括基础生命支持、高级生命支持、复苏后的监测及护理。通畅气道、人工呼吸、人工循环、应用复苏药物、电击除颤复律等。

(二) 护理要点

1. 基础生命支持 {
(1) 判断:意识,无呼吸有脉搏,只做人工呼吸 12~20 次 / 分
(2) 胸外按压 {
1) 部位:婴儿为乳头连线下方胸骨,儿童为胸骨下半段
2) 方法:双指按压法、双手环抱按压法、单掌按压法、双掌按压法、单掌环抱按压法
3) 深度:婴儿约 4cm,儿童约 5cm,青少年 5~6cm
4) 频率:100~120 次 / 分
}
(3) 开放气道:清除分泌物,去枕使气道平直,必要时气管插管
(4) 人工呼吸:按压 / 通气比例为新生儿 3∶1;婴儿和儿童 30∶2(单人施救)和 15∶2(双人施救);成人是 30∶2
(5) 除颤:首次除颤用 2J/kg,如无效可递增至 4J/kg,但不超过 10J/kg

2. 高级生命支持 {
(1) 给氧:保证 SaO_2 在 94%~99%,必要时气管插管
(2) 药物:肾上腺素、5% 碳酸氢钠、阿托品、胺碘酮、利多卡因等

3. 复苏后监测 {
(1) 维持循环:每 15 分钟观察心率、血压、脉搏等变化
(2) 维持呼吸功能:湿化气道、雾化吸入、翻身拍背、及时吸痰
(3) 维持有效循环及水、电解质平衡,准确记录出入量
(4) 防止继发感染:做好口腔、鼻、眼及皮肤护理
(5) 脑复苏:给予甘露醇治疗颅内高压,惊厥后给予镇静,低温治疗复苏后仍昏迷的患儿

第二部分　习　题

【A1/A2 型题】

1. 患儿急性中毒,来院时意识模糊,恶心、呕吐,吐出物和呼出气体有大蒜味;瞳孔缩小,流涎,大汗,呼吸急促,心率快,最大可能中毒的毒物是

　　A. 有机磷　　　　　　　　B. 阿托品　　　　　　　　C. 亚硝酸盐

D. 安眠药   E. 苦杏仁

2. 急性中毒病人皮肤青紫但**无**呼吸困难见于

    A. 氰化物中毒   B. 硫化氢中毒

    C. 阿托品、曼陀罗、酒精中毒   D. 亚硝酸盐、苯胺、氨基比林中毒

    E. 铅中毒

3. 急性中毒病人出现瞳孔缩小、呼吸抑制、肌肉抽搐见于

    A. 阿托品、曼陀罗、肉毒毒素中毒   B. 亚硝酸盐、苯胺、磺胺类中毒

    C. 巴比妥类中毒   D. 一氧化碳、氰化物中毒

    E. 有机磷中毒

4. 中毒后禁用催吐方法是

    A. 毒物食入 2~4 小时   B. 毒物食入 4~6 小时

    C. 婴儿   D. 学龄前儿童

    E. 学龄儿童

5. 食入性中毒,一般毒物吞入后可采用全肠灌洗的时间是

    A. 4h 后   B. 5h 后   C. 6h 后

    D. 8h 后   E. 10h 后

6. 儿童惊厥发作时,应首先做哪项护理工作

    A. 立即送入抢救室   B. 立即松解衣领,平卧头侧位

    C. 将舌轻轻向外牵拉   D. 手心和腋下放入纱布

    E. 置牙垫于上下磨牙之间

7. 控制儿童惊厥的首选药物为

    A. 地西泮   B. 苯妥英钠   C. 苯巴比妥钠

    D. 副醛   E. 水合氯醛

8. 儿童急性颅内压增高的表现**不包括**

    A. 前囟隆起   B. 呕吐   C. 颅缝裂开

    D. 发热   E. 视神经乳头水肿

9. 引起中枢性呼吸衰竭常见的原因是

    A. 心力衰竭   B. 喉头水肿   C. 颅内感染

    D. 支气管异物   E. 支气管哮喘

10. 呼吸衰竭的治疗原则应**除外**

    A. 保持呼吸道通畅   B. 氧气吸入

    C. 改善肺通气及肺组织的血液循环   D. 每日测体重

    E. 维持水、电解质平衡

11. 心力衰竭患儿应用强心苷类药物时,**错误的**护理措施是

    A. 配药时必须 1ml 注射器准确抽吸药物   B. 多补充含钾食物

    C. 可同时静脉补钙   D. 不与其他药物混合注射

    E. 每次注射前测量患儿心率(脉搏)1 分钟

12. 右心衰竭的主要表现是

    A. 气促   B. 声音嘶哑   C. 咳嗽

    D. 肝大,有压痛   E. 以上都是

13. 急性肾小球肾炎伴急性肾衰竭,下列护理措施最重要的是

    A. 预防感染   B. 定期复查肾功能   C. 详细记录出入量

D. 无盐、低蛋白饮食 　　　　　　　　E. 镇静

14. 急性肾衰竭少尿期一般持续

    A. 5~7 天 　　　　　　　　B. 6~9 天 　　　　　　　　C. 7~14 天

    D. 14~20 天 　　　　　　　E. 20~28 天

15. 10 岁小儿游泳发生溺水,单人对其实施胸外心脏按压,正确的是

    A. 按压频率为 100~120 次 / 分

    B. 胸骨下陷幅度为 1~2cm

    C. 胸外心脏按压与人工通气次数之比为 15:1

    D. 单手掌法

    E. 按压位置为乳头连线与胸骨交点下一横指处

16. 患儿,10 个月,拟"先天性心脏病伴心力衰竭"入院,为该患儿输液时速度应控制在

    A. $10ml/(kg \cdot h)$ 　　　　　B. $6ml/(kg \cdot h)$ 　　　　　C. $5ml/(kg \cdot h)$

    D. $4ml/(kg \cdot h)$ 　　　　　E. $3ml/(kg \cdot h)$

17. 女孩,2 岁,发热 3 天,昏迷 2 天。体检:呼吸快慢不均,有双吸气,两肺未闻及湿啰音,病理反射阳性,伴有颈抵抗。血气示:PaO_2 45mmHg,$PaCO_2$ 56mmHg。考虑为

    A. 心力衰竭 　　　　　　　B. 周围性呼吸衰竭 　　　　C. 中枢性呼吸衰竭

    D. 重症肺炎 　　　　　　　E. 喉炎

18. 男孩,8 岁。因眼睑水肿 2 天,尿少,伴茶色尿入院。入院体检:T 37.0℃,R 24 次 / 分,P 100 次 / 分,BP 128/90mmHg,四肢非凹陷性水肿。辅助检查示:尿常规:蛋白 ++,红细胞 40~50 个 /HP;血生化检查:尿素氮 14.6mmol/L,肌酐 434.3μmol/L。该患儿的护理诊断**不包括**

    A. 心排血量减少

    B. 体液过多

    C. 有感染的危险

    D. 营养失调:低于机体需要量

    E. 潜在并发症:心力衰竭、水及电解质紊乱

【A3/A4 型题】

(19~21 题共用题干)

王某,女,3 岁,平时体健。今下午突然恶心,呕吐数次,随之抽搐而昏迷,急诊入院。体检:唾液过多,心率缓慢。瞳孔缩小,呈浅昏迷状态。

19. 可能的诊断是

    A. 破伤风 　　　　　　　　B. 苯巴比妥中毒 　　　　　C. 有机磷中毒

    D. 脑血管意外 　　　　　　E. 低血钾

20. 该病临床表现最突出的是

    A. 恶心、呕吐 　　　　　　B. 呼吸困难 　　　　　　　C. 呼出气体有特殊蒜臭味

    D. 兴奋、躁动 　　　　　　E. 腹痛、腹泻

21. 下列哪项护理措施是**不正确**的

    A. 高锰酸钾溶液洗胃 　　　B. 立即注射止吐剂 　　　　C. 清水或生理盐水洗胃

    D. 监测生命体征 　　　　　E. 取侧卧位

(22~23 题共用题干)

男孩,2 岁,因感冒 2 天伴发热入院。体检:体温 39℃,脉搏 130 次 / 分,意识清楚,咽部充血,其余检查正常。在体检过程中,婴儿突然发呆,双眼上翻,出现四肢强直性、阵挛性运动。

22. 抗惊厥首选的药物是
    A. 苯巴比妥钠　　　　　　B. 苯妥英钠　　　　　　C. 10% 水合氯醛
    D. 地西泮　　　　　　　　E. 复方氯丙嗪

23. 下列哪项**不是**该病的护理诊断
    A. 潜在并发症:脑水肿　　　B. 体温过高　　　　　　C. 有受伤的危险
    D. 体液过多　　　　　　　E. 有窒息的危险

(24~25 题共用题干)

患儿,男,9 岁。发热、头痛、呕吐 2 天,抽搐 3 次、昏迷半天入院。

24. 为明确诊断,护士应配合医生做的检查是
    A. 血培养　　　　　　　　B. 脑电图　　　　　　　C. 腰椎穿刺
    D. 头颅 B 超　　　　　　　E. 头颅 CT 扫描

25. 对患儿的护理措施,**错误**的是
    A. 半卧位,头偏向一侧　　　　　　B. 密切观察瞳孔和呼吸
    C. 鼻饲牛奶保证营养供给　　　　　D. 为避免加重病情,禁止翻身
    E. 保持呼吸道通畅,必要时吸痰

(26~28 题共用题干)

患儿,女,4 岁,患室间隔缺损,病情较重,平时需用地高辛维持心功能。现患儿因上呼吸道感染后诱发急性心力衰竭,按医嘱用毛花苷丙,患儿出现恶心、呕吐、视力模糊。

26. 出现上述临床表现的原因是
    A. 上呼吸道感染加重　　　　　　B. 强心苷中毒的反应
    C. 胃肠感染　　　　　　　　　　D. 急性心力衰竭加重
    E. 室间隔缺损的表现

27. 要确定上述判断还应做的检查是
    A. X 线检查　　　　　　　B. 心导管检查　　　　　C. 粪便检查
    D. 心电图检查　　　　　　E. 心脏 B 超检查

28. 此时采取的措施是
    A. 密切观察患儿心率变化　　　　B. 禁食以减轻胃肠道负担
    C. 给患儿吸入乙醇湿化的氧气　　D. 暂停使用强心苷并通知医生
    E. 调慢输液速度

(29~30 题共用题干)

患儿,女,8 个月,病毒性脑炎,现病情加重,出现抽泣样呼吸,面色发绀,吸氧未见好转,立即送入监护室。

29. 你认为患儿可能发生了
    A. 心力衰竭　　　　　　　B. 中枢性呼吸衰竭　　　C. 周围性呼吸衰竭
    D. 中毒性脑疝　　　　　　E. 脑疝

30. 为明确诊断,需要协助医生作哪项检查
    A. 血培养　　　　　　　　B. 血气分析　　　　　　C. 血常规
    D. 头颅 CT　　　　　　　　E. 摄胸片

(31~33 题共用题干)

患儿,女,6 岁,水肿、少尿、血尿 2 天来院就诊,拟诊急性肾炎入院,患儿 3 天来尿量进行性减少,无尿 1 天,水肿日渐加重,伴恶心、呕吐、呼吸深大、意识模糊、躁动不安、口唇樱红等。

31. 该患儿首选的护理问题是
    A. 焦虑　　　　　　　　　　　B. 体液过多　　　　　　　C. 急性意识障碍
    D. 有感染的危险　　　　　　　E. 营养失调
32. 对该患儿的护理措施**错误**的是
    A. 不宜吃香蕉、柑橘等富含钾食物　　　B. 预防感染
    C. 卧床休息　　　　　　　　　　　　　D. 按医嘱给利尿剂
    E. 高糖、高蛋白质、高维生素饮食
33. 对该患儿最有效的护理方法是
    A. 控制水钠的入量　　　　　　　B. 血液透析
    C. 预防感染,严格无菌操作　　　　D. 按医嘱给予利尿剂
    E. 卧床休息

【B型题】
(34~36题共用备选答案)
    A. 大蒜味　　　　　　　　　　B. 臭鸡蛋味　　　　　　　C. 苦杏仁味
    D. 烂苹果味　　　　　　　　　E. 挥发性气味
34. 有机磷中毒
35. 酒精中毒
36. 氰化物中毒
(37~38题共用备选答案)
    A. 呼吸道感染　　　　　　　　B. 消化道感染　　　　　　C. 中毒性痢疾
    D. 败血症　　　　　　　　　　E. 低钙血症
37. 婴儿期引起无热惊厥最常见的病因是
38. 婴儿期引起高热惊厥最常见的病因是
(39~40题共用备选答案)
    A. 去枕平卧　　　　　　　　　B. 半卧位　　　　　　　　C. 头低足高位
    D. 头肩抬高15°~30°　　　　　E. 勤翻身,变换体位
39. 护理急性颅内压增高患儿应选择
40. 护理腰椎穿刺术后的患儿应选择
(41~43题共用备选答案)
    A. 建立呼吸　　　　　　　　　B. 药物治疗　　　　　　　C. 循环恢复
    D. 气道通畅　　　　　　　　　E. 评价复苏情况
41. 拍打或弹足底
42. 胸外按压心脏
43. 立即清除口鼻分泌物
(44~46题共用备选答案)
    A. 气促,咳大量粉红色泡沫痰　　　　B. 肝颈反流试验阳性
    C. 大动脉搏动消失　　　　　　　　　D. 高碳酸血症
    E. 呼吸深长,口唇樱桃红色
44. 属于急性肾衰竭临床表现的是
45. 属于急性呼吸衰竭临床表现的是
46. 属于右心衰竭临床表现的是

第三部分 习 题 答 案

1. A   2. D   3. C   4. C   5. A   6. B   7. A   8. D   9. C   10. D
11. C   12. E   13. C   14. C   15. A   16. C   17. C   18. A   19. C   20. C
21. B   22. D   23. D   24. C   25. D   26. B   27. D   28. D   29. B   30. B
31. B   32. E   33. B   34. A   35. E   36. C   37. E   38. A   39. D   40. A
41. A   42. C   43. D   44. E   45. D   46. B

（王 聪 牛 霞）